DE LA

RÉPARATION DE L'URÈTHRE PÉRINÉAL

PAR

Le Docteur Paul NOGUÈS

Ancien interne lauréat des hôpitaux
Prosecteur provisoire à la Faculté

PARIS

G. STEINHEIL, ÉDITEUR

2, RUE CASIMIR-DELAVIGNE, 2

1892

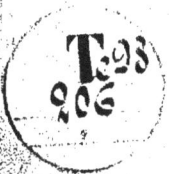

DE LA

RÉPARATION DE L'URÈTHRE PÉRINÉAL

IMPRIMERIE LEMALE ET Cie, HAVRE

DE LA

RÉPARATION DE L'URÈTHRE PÉRINÉAL

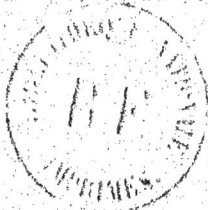

PAR

Le Docteur Paul NOGUÈS

Ancien interne lauréat des hôpitaux
Prosecteur provisoire à la Faculté

———— ✦✦✦ ————

PARIS

G. STEINHEIL, ÉDITEUR

2, RUE CASIMIR-DELAVIGNE, 2

—

1892

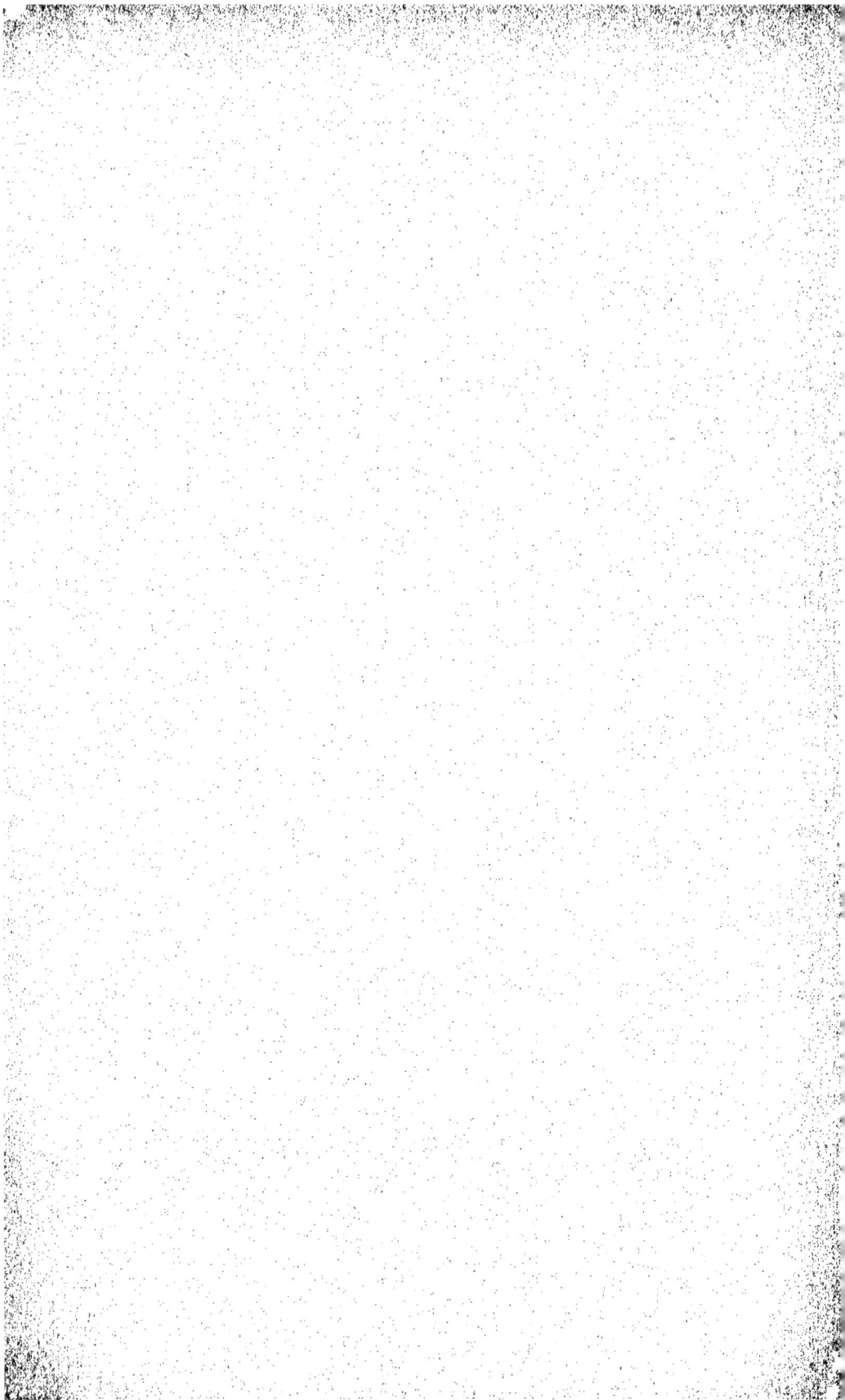

DE LA

RÉPARATION DE L'URÈTHRE PÉRINÉAL

INTRODUCTION

Il faut distinguer au point de vue du traitement deux variétés de rétrécissements de l'urèthre : les uns, le plus souvent blennorrhagiques, à évolution lente, cèdent assez facilement à la dilatation ou à l'uréthrotomie interne, moyens qui ont fait leurs preuves et qui donnent des résultats sinon définitifs, du moins compatibles avec le parfait fonctionnement de l'appareil génito-urinaire. Les autres au contraire, d'origine traumatique, sont caractérisés par la rapidité de leur évolution et par le peu de prise qu'ils offrent à tous les moyens thérapeutiques. Dans les premiers, la lésion du canal est minima, curable par les méthodes ordinaires, mais c'est souvent le périnée fort endommagé qui réclame une intervention active; dans les seconds, au contraire, la lésion du canal prédomine, et c'est contre elle qu'est spécialement dirigé l'acte opératoire.

De là, dans ce travail, deux parties bien distinctes, quoique à première vue difficilement séparables : le traitement des lésions du périnée; le traitement des lésions du canal. Contre ces dernières on a préconisé une série d'opérations, telles que résection, suture, autoplastie, qui ne sont pas à proprement parler nouvelles, mais qui ne sont entrées dans la pratique courante que depuis quelques années, car elles réclament, comme condition indispensable du succès, la réunion par première intention. Cette question de la réparation primitive de l'urèthre périnéal, était à elle seule assez vaste et assez intéressante, et si nous avons donné à notre travail un cadre un peu plus large, c'est que nous sommes loin d'ériger cette réunion primitive en règle absolue et de rejeter la réparation par réunion secondaire. Celle-ci en effet s'impose dans un certain nombre de cas : en présence d'un abcès urineux ou d'une infiltration, que peut-on faire sinon inciser le foyer et attendre la cicatrisation par bourgeonnement ? Sans doute à la suite, on a souvent noté des fistules persistantes, mais la pratique journalière de notre maître M. le professeur Guyon nous a appris que par un drainage méthodique, il était possible de diriger cette cicatrisation et d'amener rapidement et définitivement la fermeture du périnée : la preuve en sera faite par un bon nombre d'observations, toutes personnelles.

La réparation secondaire a cet autre avantage, qu'elle s'obtient au prix d'une intervention très bénigne; il arrive fréquemment que sous un périnée en mauvais état, rempli de masses cicatricielles et criblé de trajets fistuleux, on trouve un canal relativement bon et capable de recouvrer son calibre par quelques séances de dilatation. Pourquoi en pareil cas exciser l'urèthre et tenter une réunion très aléatoire, alors que l'on arrive au même résultat en enlevant simplement les proliférations, en excisant les trajets et en pratiquant en un mot ce que M. Guyon a appelé il y a déjà longtemps la *libération externe de l'urèthre ?*

Enfin l'argument le plus puissant en faveur de la réunion par bourgeonnement est la solidité des cicatrices qu'elle donne et qui ne pouvait être bien établie que par des observations de date ancienne. Aussi, et là n'a pas été la partie la plus aisée de notre tâche, avons-nous recherché tous les malades traités depuis 20 ans à la Clinique de Necker et ayant subi une intervention sur le périnée ou sur la portion correspondante du canal, telle que uréthrotomie externe, incision de fistule, d'abcès, d'infiltration. Tous, loin de là, n'ont malheureusement pas répondu à notre appel, mais nous en avons cependant retrouvé un nombre suffisant pour entraîner la conviction.

Les deux derniers chapitres de ce travail sont consacrés au traitement de la plaie de l'uréthrotomie externe et des ruptures traumatiques; ils montrent que la suture immédiate du canal met à l'abri d'une fistule dans le premier cas, d'un rétrécissement dans le second. Ils se rattachent donc directement à notre sujet.

Nous nous limitons à l'urèthre périnéal d'abord parce que la question du traitement des fistules péniennes nous paraît complètement épuisée et surtout parce que la résection ne semble pas convenir à cette partie. Quant à la portion membraneuse, ses rétrécissements ne nous occuperont que lorsque leurs complications se seront étendues au périnée. Mais sur cette question du siège du rétrécissement on ne peut vraiment pas s'en rapporter aveuglément aux observations; bien des auteurs en effet, malgré ce qui est si bien établi aujourd'hui, le placent dans la portion membraneuse, alors qu'effectivement il siège dans les parties profondes du périnée. Est-il besoin de rappeler que les rétrécissements inflammatoires ne dépassent jamais le cul-de-sac du bulbe et que parmi les traumatiques, ceux-là seuls siègent véritablement dans la portion membraneuse qui sont consécutifs à des fractures du bassin?

Mais je ne saurais entrer plus avant dans mon sujet sans remercier l'illustre maître qui me l'a inspiré et qui m'a fourni conseils et matériaux pour le mener à bonne fin. Je prie M. le professeur Guyon d'agréer l'expression de ma profonde reconnaissance pour l'honneur qu'il m'a fait en voulant bien m'accepter dans la phalange serrée de ses élèves et je me permets de lui donner l'assurance que tout en gardant le souvenir de ses doctes préceptes chirurgicaux, je conserverai plus pieusement encore celui de son inépuisable bonté.

L'année passée auprès de M. le professeur Panas comptera parmi les meilleures; ce n'était pas seulement pour apprendre l'ophtalmologie que j'avais brigué l'honneur d'être son élève, c'était aussi pour tâcher d'acquérir au contact de ce maître éminent les qualités maîtresses du chirurgien, précision du diagnostic et habileté opératoire, qui sont sa caractéristique et qu'il sait allier à une constante sollicitude et à un dévoûment sans bornes pour ceux qui l'entourent.

M. le Dr Guyot a complété mon instruction médicale en me faisant profiter des richesses de son service de l'hôpital Beaujon; je suis heureux de pouvoir le remercier publiquement non seulement de ses précieuses leçons, mais surtout de l'affection véritablement paternelle dont il m'a prodigué les preuves en toutes circonstances.

En m'admettant à l'honneur d'une collaboration et en me permettant d'associer mon nom au sien, M. le Dr Reclus m'a donné entre mille une nouvelle marque de son attachement; c'est à lui que je dois la majeure partie de mes connaissances en chirurgie générale, que sa parole éloquente, son esprit critique, son exemple de tous les jours ont su me faire aimer.

A tous mes autres maîtres, à tous ceux qui m'ont instruit par leurs leçons ou par leur pratique, à tous ceux qui m'ont conseillé, encouragé et soutenu, principalement à MM. les Drs Nicaise, Rendu, Routier, Brun, Segond et Merklen, à tous j'offre l'expression de mes sentiments de vive gratitude.

CHAPITRE PREMIER

Traitement des fistules périnéales.

§ 1. — TRAITEMENT PRÉVENTIF

Nous n'avons pas l'intention de reprendre dans tous ses détails la longue histoire des fistules urinaires du périnée. Civiale et Voillemier et après eux Cocteau en ont donné des descriptions complètes. Nous voulons seulement indiquer quelques points spéciaux de l'anatomie pathologique sur lesquels M. Guyon a attiré l'attention et qui trouvent une application immédiate dans le traitement.

La condition indispensable pour la production d'une fistule est la présence d'un obstacle au cours régulier de l'urine; il est constitué quelquefois par un calcul, plus souvent par un rétrécissement. Néanmoins la nécessité absolue d'un obstacle n'est pas admise par tous les auteurs : Chopart et Civiale font des réserves; mais leurs observations ne sont pas concluantes et d'autre part nous savons combien, avant ces 20 dernières années, on passait fréquemment à côté des rétrécissements larges sans les diagnostiquer. Notre collègue Vigneron a rapporté deux cas d'infiltration d'urine sur des individus dont le canal admettait chez l'un un n° 19, chez l'autre un n° 12, et il arrive à cette conclusion que nous acceptons sans réserve : tout rétrécissement est un obstacle au cours de l'urine qui pourra enflammer la muqueuse uréthrale et par suite provoquer un abcès urineux ou une infiltration.

Il existe du mode de production de la fistule une description restée classique : en arrière du rétrécissement, disent les anciens auteurs, les parois de l'uréthre, sous la pression de l'urine qui vient à chaque miction les distendre, finissent par se dilater et constituer une cavité. Si les parois suffisamment saines résistent à l'augmentation de pression, c'est une poche urineuse qui se forme; celle-ci qui a fixé longuement l'attention de Civiale et de Voillemier n'est cependant pas fréquente, et il y aurait lieu de se demander si dans bien des cas elle n'a pas été confondue avec ces abcès urineux bien limités, et à évolution lente.

Mais si au contraire les parois altérées, ramollies, laissent filtrer l'urine, on aura affaire à l'abcès urineux ou à l'infiltration; les tissus vont s'enflammer, suppurer et la collection en raison de sa tendance naturelle, se fera jour du côté des surfaces cutanées. Les téguments détruits n'auront aucune tendance à la cicatrisation, entravée du reste par l'écoulement incessant de l'urine, et la fistule sera constituée.

Si ce tableau est exact dans ses grandes lignes, il est incomplet aujourd'hui, car nous savons que toute suppuration réclame la présence de germes. Ce n'est plus *urine toxique* qu'il faut écrire comme Muron en 1872, mais urine *septique* et la bactérie pyogène d'Albarran et Hallé paraît être le plus souvent en cause, ainsi que l'ont établi les recherches de MM. Tuffier et Albarran. Dans les abcès développés chez les rétrécis qui n'ont jamais été sondés, il faut incriminer les microbes normaux de l'urèthre. La preuve n'est plus à faire que dans un canal vierge de tout écoulement et de tout cathétérisme, les micro-organismes pullulent; les travaux de Rovsing, de Wassermann et de Petit l'ont bien établi.

La fistule une fois constituée répond à la classification des fistules en général et comprend deux orifices et un trajet intermédiaire. Les orifices cutanés sont souvent très nombreux et Civiale en a compté jusqu'à 52. Leur siège est des plus variables et, par ordre de fréquence, occupe la région périnéale, la racine des bourses, la marge de l'anus, le voisinage du pubis, la paroi abdominale antérieure et postérieure. Les trajets habituellement multiples peuvent prendre toutes les directions ; ils traversent le périnée en tous sens, habituellement d'arrière en avant, mais franchissent rarement la ligne médiane pour s'ouvrir du côté opposé. Cocteau a bien indiqué le mode de formation des trajets secondaires ; l'urine en suivant le trajet primitif irrite les tissus par son contact ; des abcès se forment qui s'ouvrent spontanément ou sont ouverts par une incision et ainsi de nouvelles fistules sont constituées dont l'orifice interne s'ouvre dans le trajet primitif et dont l'orifice cutané se montre à une distance plus ou moins éloignée des autres ; enfin, détail intéressant et qui explique l'échec de bien des modes de traitement, Eugène Monod, dans son article du Dictionnaire encyclopédique, a montré que la surface interne de ces trajets se revêt à la longue d'une véritable couche épithéliale analogue à celle que M. Pozzi a constatée histologiquement sur les fistules à l'anus et M. Charles Monod sur les fistules recto-vulvaires. Nous devons à la bienveillance de M. Jean Hallé l'examen histologique de plusieurs trajets fistuleux anciens dans lesquels on a toujours trouvé un revêtement épithélial remontant assez haut, au-dessus de l'orifice cutané.

Mais, en outre des fistules dont il est criblé, le périnée est rempli par des masses cicatricielles énormes, développées entre les trajets et capables d'atteindre des dimensions surprenantes. Muron a examiné ces callosités au point de vue histologique et est arrivé au diagnostic anatomique de *myôme fibreux*. Ces constatations ont été pleinement vérifiées par les recherches de M. Albarran. Ces tumeurs cicatricielles bridées par l'aponévrose inférieure se développent par leur face supérieure et ne tardent pas à se mettre en contact avec l'urèthre dont elles compriment et adossent les parois, et nous verrons plus loin que leur seule ablation suffit à faire regagner au canal une partie de son calibre.

Mais le point capital pour nous est l'orifice interne des fistules urinaires ; en dépit des assertions de Chopart, il reste acquis qu'une solution de continuité des parois du canal est la cause première des accidents ; mais il s'agit d'en fixer le siège topographique par rapport aux parois de l'urèthre. Voillemier admet que cette fissure se fait toujours sur les parties latérales et les recherches de M. Terrillon confirment cette manière de voir. Les examens histologiques de trois cas de rétrécissements faits par MM. Hallé et Wassermann établissent aussi que le maximum des lésions siège bien sur les parties latérales. Cette fissure uréthrale ne représente pas l'orifice interne de la fistule périnéale : celle-ci aboutit en effet à un foyer intermédiaire situé immédiatement sur l'un des deux côtés de l'urèthre, véritable carrefour d'où partent réellement les trajets périnéaux.

Cette disposition, qui est constante, est bien établie par l'examen, soit des abcès urineux aigus et des infiltrations, soit des tumeurs urineuses anciennes. L'ouverture des abcès urineux aigus ou l'incision large d'une infiltration permettent toujours de constater qu'il existe sur l'un des côtés de l'urèthre, le plus souvent à gauche et sans qu'il soit possible de donner la raison de cette localisation, une poche plus ou moins vaste de laquelle part un diverticule remontant jusqu'à la racine de la verge. L'anatomie normale rend bien compte de cette marche du pus ; bridée en bas par l'aponévrose superficielle, en arrière par le transverse et cette même aponévrose, en haut par le ligament de Carcassonne, la collection ne trouve un accès facile que vers la partie antérieure ; elle suit donc l'insertion de l'aponévrose inférieure le long de la branche ischiopubienne et arrive dans la région du pubis, où les téguments facilement décollables ne lui opposent qu'une faible résistance ; c'est incontestablement de cette manière que s'établissent les fistules du pli de l'aine et de la région hypogastrique. Quelquefois cette disposition est double et on trouve deux diverticules latéraux remontant le long des branches osseuses correspondantes, soit que la perforation se soit faite simultanément sur les deux faces latérales, soit que la collection limitée primitivement à l'un des côtés ait contourné la face inférieure pour remonter ensuite du côté opposé. Dans ces cas, observés surtout à la suite des infiltrations, l'urèthre est disséqué sur ses deux faces latérales, mais la paroi supérieure habituellement respectée reste adhérente aux couches sus-jacentes.

Des dispositions identiques s'observent dans les périnés criblés de vieilles fistules ou remplis de masses cicatricielles. Après débridement des fistules ou excision du tissu fibreux résistant qui remplit la loge inférieure, on finit par découvrir la paroi externe de l'urèthre. Sur l'un des côtés et quelquefois sur les deux on trouve un amas de fongosités; celles-ci sont contenues dans une cavité dont la situation et les limites sont celles des diverticules signalés tout à l'heure, c'est-à-dire urèthre en dedans, branche ischio-pubienne en dehors, pubis en haut, et l'exploration des fistules découvre aisément que cette cavité est l'aboutissant ultime de tous les trajets. L'observation n° 11 montre avec la dernière évidence l'exacte symétrie des fistules et des foyers juxta-uréthraux, les fistules de l'un et de l'autre côté du périnée ne traversant pas la ligne médiane et aboutissant au foyer du côté correspondant.

Incision des abcès urineux. — Cette longue digression anatomo-pathologique a une application thérapeutique immédiate : on conçoit aisément en effet que si après incision même large de l'abcès on se contente de drainer le foyer par un tube peu profond comme une collection ordinaire, une cavité se formera dont les parois ne pourront s'accoler : leur surface va se couvrir de bourgeons charnus et sécréter une certaine quantité de pus qui se fera jour par la plaie périnéale désormais fistuleuse. Quant à la fissure uréthrale elle pourra quelquefois s'oblitérer sous l'influence de la dilatation ou de l'uréthrotomie interne, mais plus souvent elle restera perméable, et c'est un mélange de pus et d'urine qui s'échappera par le périnée. Il faut donc de toute nécessité assurer d'abord la réunion profonde, c'est-à-dire l'oblitération de ces diverticules juxta-uréthraux. C'est dans ce but que M. Guyon a imaginé un mode de drainage particulier, déjà décrit en 1881 par Hache dans un travail sur le traitement des abcès urineux et qu'il appelle le « drain au plafond ». Après incision de la collection, l'index cherche dans la direction de la branche ischio-pubienne et s'engage toujours dans un décollement latéral qui le conduit jusqu'à la base de la verge. Une aiguille de Reverdin traverse alors la peau de la région pubienne de dehors en dedans pour pénétrer dans le diverticule ; dans l'encoche de l'aiguille ouverte un fil est passé qui entraîne à sa suite le drain. Ce fil est arrêté au niveau de la peau par un nœud ou un morceau de gaze iodoformée et le tube se trouve ainsi suspendu dans cette cavité. Cette petite manœuvre permet d'éviter une contre-ouverture nécessaire seulement dans les infiltrations étendues. Ce drain, toujours très gros, presque du volume du petit doigt est maintenu en place pendant 10 ou 15 jours et n'est enlevé que lorsqu'il est étroitement serré par les bourgeons charnus. Même à ce moment, pour permettre à ce trajet de se combler, il est bon de maintenir béantes pendant quelque jours les lèvres de l'incision périnéale ; dans ces conditions la réunion profonde est rapide et suivie de près par la réunion superficielle.

Le rétablissement du calibre du canal hâtera d'une manière efficace la cicatrisation de cette plaie périnéale, et à ce sujet, nous croyons devoir rappeler la règle invariable suivie dans le service de Necker : quand un malade entre avec un abcès urineux ou une infiltration, une incision est immédiatement pratiquée, mais toute intervention portant sur le canal est rigoureusement proscrite pendant les premiers jours, car toute ouverture faite à l'urèthre est une voie de pénétration facile pour les micro-organismes habituellement contenus dans l'urine de ces malades et l'on s'exposerait en agissant ainsi aux accidents les plus graves. La seule exception que l'on se permette à cette règle est l'introduction d'une bougie filiforme à demeure dans les cas de grosse distension vésicale ; autour de cette bougie, les parois du canal, sous la pression de l'urine vont se dilater et l'évacuation se faire, habituellement dans les 24 heures.

Résultats. — A l'effet de montrer l'absence de fistules après ce traitement des abcès urineux et de l'infiltration d'urine, nous avons pendant notre année d'internat à Necker réuni toutes les observations de ce genre dont le nombre s'élève à 18 (obs. 1 à obs. 18). Sur ces 18 malades, 4 seulement ont quitté l'hôpital encore porteurs d'une fistule : chez l'un (obs. 12) les lésions étaient manifestement tuberculeuses ; chez un deuxième (obs. 7) elles étaient consécutives à un énorme abcès urineux ; la dilatation était dans ce cas particulièrement difficile en raison d'une cystite intense, et rappelé par son service, le malade quitta l'hôpital avant sa complète guérison. Revu à la date du 18 juin 1892 près d'un an après, le canal admet le béniqué 50 malgré de nombreux anneaux et le périnée porte deux petits trajets par lesquels s'échappent du pus et de l'urine.

Deux autres malades ont quitté le service avec un périnée non complètement fermé mais la guérison a suivi de près leur sortie : chez l'un (obs. 5) la fistule était consécutive à une coopérite et malgré un grattage soigné, la sonde à demeure et plus tard le cathétérisme régulier, il restait un petit trajet fermé quelques mois après. L'autre (obs. nº 6) traité pour infiltration étendue sortait avec une fistulette; depuis, il a été interné à l'asile de Villejuif, d'où nous avons appris à la date du 1er octobre que son périnée était complètement fermé.

Les 14 restants sont sortis complètement guéris (canal normal et périnée fermé) après un séjour variant de 21 à 67 jours. Sur 5 la dilatation a suffi; sur 9 on a dû pratiquer une uréthrotomie interne soit avec l'instrument de Maisonneuve, soit avec celui de Civiale, et tous à l'exception d'un seul sont sortis avec un canal admettant un béniqué d'un numéro supérieur à 40. En raison de la large perméabilité de la fistule, il a fallu sur 6 de ces derniers laisser une sonde à demeure qui a été maintenue de 10 à 40 jours. Quant au drainage qui a oscillé entre 9 et 86 jours, chiffres extrêmes, sa moyenne a été de 15 à 20. Ici, on le conçoit, nous ne pouvons donner de résultats éloignés; la suite va nous apprendre la durée de ces guérisons.

§ 2. — TRAITEMENT CURATIF PAR RÉUNION SECONDAIRE

Dans une clinique d'avril 1889, M. Guyon divisait en trois catégories les malades porteurs de fistules urinaires.

1º Les malades à périnée presque normal avec une seule fistule ;

2º Les malades, chez qui, sans tumeur, il existe cependant une tuméfaction diffuse avec un ou plusieurs orifices fistuleux ;

3º Les cas où il existe des fistules multiples, en arrosoir, avec des proliférations nombreuses, dures et irrégulières.

Les premiers peuvent guérir spontanément quand on a, par la dilatation ou l'uréthrotomie interne, rétabli le calibre du canal. En cas d'échec, ils sont justiciables de la suture des lèvres de la fistule après avivement : c'est à eux que s'adresse le chapitre suivant relatif au traitement curatif des fistules périnéales par réunion primitive.

Les autres, beaucoup plus nombreux, sont susceptibles d'un traitement différent.

Dans son article du *Dictionnaire encyclopédique*, Eugène Monod a rangé sous trois chefs les divers moyens thérapeutiques usités contre les fistules périnéales : lever l'obstacle qui s'oppose au cours régulier de l'urine, détourner l'urine de la fistule, agir sur elle-même. Les deux premiers qui visent la dilatation, l'uréthrotomie interne et la sonde à demeure n'ont qu'une valeur complémentaire et sont insuffisants si on les emploie isolément. Le troisième comprend une série de petits moyens tels que injections irritantes, cautérisations à la description desquels nous ne saurions nous arrêter : il n'en est en réalité que deux capables de donner des succès durables et que l'on aura le plus souvent à combiner : la dissection des trajets fistuleux déjà réclamée par Voillemier et l'exérèse des masses cicatricielles. Nous ne craindrions trop en effet de répéter que la fistule est une lésion secondaire et que le point de départ est non pas au niveau du canal mais bien dans le foyer juxta-uréthral; c'est donc vers ce point que doivent tendre tous nos efforts.

Voici du reste l'exposé de la pratique de M. le Professeur Guyon : On commencera par rétablir le calibre du canal par l'uréthrotomie interne et on placera une sonde à demeure. Après exploration des fistules, on incisera le périnée et le doigt ira à la recherche de l'urèthre; notre maître insiste sur la nécessité de toujours procéder de dedans en dehors et de ne jamais attaquer ces masses cicatricielles par leur face externe. Le clapier juxta-uréthral unique ou double sera aisément reconnu et débarrassé à l'aide d'une curette des fongosités qui le comblent. Les trajets fistuleux chargés sur la sonde cannelée seront débridés ou mieux encore disséqués et tous leurs diverticules seront poursuivis avec patience. A partir de ce moment l'opération n'est plus réglée; toutes les parties dures et résistantes seront complètement excisées jusqu'à ce que l'on n'ait plus sous le doigt que des tissus souples. Sur toute cette surface on promènera le couteau du thermocautère mais au niveau de l'urèthre on restera très superficiel. On terminera par un écouvillonnage soigné avec un tampon de gaze iodoformée et on placera un drain de plafond dans chaque diverticule prépubien. Le pansement sera des plus simples et maintiendra écartées les surfaces cruentées.

Le premier résultat d'une pareille intervention est souvent un élargissement du canal. En effet, ces masses cicatricielles sont dans certains cas capables de comprimer l'urèthre, et de gêner la miction. Bien qu'il s'agisse d'une collection liquide, une de nos observations donne de ce fait un exemple probant : un malade entre avec un abcès urineux, on explore son canal et on ne peut passer qu'une bougie filiforme; quelques jours plus tard, l'abcès ayant été incisé, on introduit facilement une sonde n° 12. Il y a donc intérêt à dégager le canal de cette gangue cicatricielle qui l'enserre et en somme à pratiquer ce que M. Guyon a appelé depuis longtemps la *libération externe de l'urèthre*, décrite déjà en 1875 dans la thèse de son élève Martin.

RÉSULTATS. — Les résultats de la réunion secondaire sont surprenants par leur stabilité, et la statistique suivante en fait foi. Pour l'établir, nous avons, comme nous l'avons dit, relevé dans le cahier des uréthrotomies de M. Guyon toutes les observations de malades soignés dans son service pour abcès, infiltration, tumeurs, fistules urinaires et traités par libération, grattage, excision; quelques-uns avaient même subi l'uréthrotomie externe, et ce ne sont point ceux-là qui ont fourni les moins beaux résultats. Malgré toutes nos recherches nous n'avons pu retrouver que 16 de ces malades (obs. 19 à 34); sur ces 16 malades 2 seulement ne se sont jamais fait dilater (obs. 24 et 27) et ont vu récidiver leur fistule et leur rétrécissement.

Chez les 14 autres le périnée est resté fermé, malgré la date éloignée de l'intervention. A ce dernier point de vue, nous les avons rangés en deux catégories : la première comprend tous ceux qui ont quitté l'hôpital depuis un laps de temps supérieur à 15 mois et inférieur ou égal à deux ans. Ils sont au nombre de six, tous sans fistule et tous, à l'exception de deux, ayant un canal perméable au moins pour un béniqué 42. Dans la deuxième rentrent ceux au nombre de 8 qui ont quitté l'hôpital depuis plus de deux ans et qui ont été revus 3 ans, 4 ans, 4 ans 1/2, 5 ans, 9 ans et 16 ans après leur sortie. Leur périnée est porteur d'une cicatrice souple quelquefois déprimée, mais sans aucune fistule. De ces 8, quelques-uns ont eu le soin de se faire dilater régulièrement et chez eux on introduit au moins un béniqué n° 42; les autres négligeant tout traitement, sont de nouveau rétrécis, et il n'est pas sans intérêt de remarquer au point de vue de la solidité du tissu de cicatrice que chez quelques malades dont l'urèthre admet à peine une bougie 8 ou 10, le périnée est resté complètement fermé.

§ 3. — TRAITEMENT CURATIF PAR RÉUNION PRIMITIVE

La réunion primitive ayant été surtout tentée à la suite de la résection de l'urèthre, nous aurons l'occasion d'y revenir longuement à propos des divers procédés de restauration du canal. Mais nous faisons

ici allusion aux cas où l'urèthre étant relativement intact, on a eu
recours à la réunion primitive pour obtenir ou pour hâter la guérison
d'une fistule ou d'une perte de substance du périnée.

Nous voyons un intérêt majeur à tenter la réunion primitive chaque
fois qu'elle est possible : c'est d'abord l'innocuité de l'intervention et
surtout ce fait bien constaté à la suite de toutes les opérations plastiques que, même si la réunion ne se fait pas, l'échec n'est jamais complet ; la suture a toujours tenu sur un point plus ou moins étendu et le
malade en retire presque toujours un bénéfice très réel.

Malheureusement, les cas auxquels s'adresse une telle thérapeutique
sont assez restreints ; elle nous paraît surtout indiquée chez les malades
appartenant à la première catégorie des fistuleux établie par M. Guyon,
chez ceux dont le périnée presque normal, sans masses cicatricielles,
est traversé par une fistule unique dont l'orifice interne s'ouvre directement dans l'urèthre sans poche juxta-uréthrale intermédiaire. De telles
conditions sont rares ; cependant on les rencontre quelquefois à la suite
d'interventions sur le canal, principalement à la suite d'uréthrotomie externe. Neuf observations (de 35 à 43) répondent bien à ces indications :
6 fois on intervint pour fistules consécutives à une section longitudinale
du canal sans tendance à la guérison et 3 fois pour fistules spontanées
présentant les caractères de simplicité que nous avons réclamés plus haut.

Le manuel opératoire, on le conçoit, varie pour chaque cas ; l'avivement peut être obtenu de plusieurs manières : incision simple et grattage, ou mieux excision totale du trajet ; c'est à ce dernier que l'on est
tenté de donner la préférence quand on connaît l'organisation si complète de ces fistules dont le grattage ne suffit pas toujours à enlever la
paroi. Dans bien des observations que nous avons relevées, on s'est contenté de réunir la peau ; dans quelques autres les sutures ont été profondes. Nous croyons que la supériorité reste à la suture du périnée à
plusieurs plans ; mais nous ne la décrirons pas ici, nous réservant d'y
revenir longuement à propos de la restauration du canal après résection. C'est également là que l'on trouvera tous les autres détails de
l'opération dont l'importance est capitale et qui sont relatifs à la question du drainage et de la sonde à demeure.

RÉSULTATS. — Les 9 observations de ce groupe sont comprises entre
les n°s 35 et 43. Dans 3 de ces 9 observations (35, 42 et 43), la suture à
étage fut appliquée dans toute sa rigueur et le résultat fut très satisfaisant. Un de ces malades (obs. 35) est toujours en observation, son périnée est resté ferme et souple. Dans les autres cas on s'est contenté

d'une simple suture, tantôt à points superficiels, tantôt à points profonds et superficiels à la fois, c'est le cas de M. Kirmisson. A part l'observation 41 où la réunion manqua complètement, les 5 autres guérirent très rapidement. Nous ne possédons pas ici de résultats éloignés quant au calibre du canal ; la seule chose que nous désirions montrer est la facilité de la réunion du périnée et la rapidité de la guérison qui suit une telle conduite.

CHAPITRE II

De la résection de l'urèthre.

Historique. — Leroy d'Étioles appliquant aux rétrécissements de l'urèthre le traitement des cicatrices vicieuses en général, avait imaginé d'exciser à l'aide d'instruments spéciaux les brides faisant saillie dans la lumière du canal et gênant soit la miction, soit le cathétérisme. Ce procédé qui consiste à couper en aveugle dans l'obscurité d'un canal profond est peu chirurgical, aussi n'a-t-il pas eu de succès. Reybard le condamne de toutes ses forces et, le considérant comme dangereux, se refuse à en décrire les instruments et le manuel opératoire.

Mais il est une autre méthode qui consiste à ouvrir le périnée, à attaquer l'urèthre par sa face externe pour retrancher à ciel ouvert la portion cicatricielle du canal, et c'est à elle seule que fait allusion le titre de ce chapitre. L'historique en est mal aisé, car il est souvent difficile de dire où finit l'uréthrotomie externe et où commence la résection. Il est des observations de section périnéale où l'on constata l'absence d'une partie de la paroi uréthrale, soit du fait des lésions pathologiques, soit du fait de l'intervention. Mais nous n'admettrons dans nos tableaux que les cas où la suppression de tout ou partie de l'urèthre a été faite d'une façon délibérée et en parfaite connaissance de cause.

C'est dans la *Gazette médicale de Paris* de 1837 que nous lisons la première observation de ce genre due à Dugas et rapportée par Henry Robert, étudiant en médecine. Elle semble dater de 1835 ou 1836 puisqu'elle est extraite de *Southern Medical and Surgical Journal* de 1836. Il s'agit bien là d'une résection totale puisque l'urèthre fut mis à découvert par une incision longitudinale qui permit de circonscrire l'induration et de l'exciser en totalité; elle était telle qu'un poil de sanglier pouvait à peine la traverser.

En 1853, Roux met à nu une tumeur uréthrale par section du périnée et retranche 15 millimètres de canal. Et ce qu'il y a de plus curieux pour une époque aussi reculée, c'est que ces deux chirurgiens ont poussé l'audace jusqu'à suturer les parties molles, le premier à l'aide de bandelettes adhésives, le second avec des serre-fines. A la suite viennent les observations de Verneuil (1853) qui « à l'aide du bistouri crée une gouttière dans les tissus sphacélés et y place une sonde, les deux bouts de l'urèthre étant distants de 8 centimètres », de Bourguet (1857), de Sédillot (1863). Bourguet dans son mémoire donne d'une façon très nette les indications de cette nouvelle opération ; il la réserve aux rétrécissements non dilatables « à ces rétrécissements très durs, calleux ou cartilagineux formés par une nodosité extrêmement volumineuse ». Voillemier accepte en principe cette manière de voir, mais non sans conditions ; pour lui en effet une cicatrice n'a pas besoin d'être enlevée complètement pour rendre aux tissus leur souplesse normale. Il estime que même si l'on n'a pas enlevé toutes les masses dures du périnée, sous l'influence de la sonde à demeure les tissus indurés se ramolliront et il s'établira une suppuration abondante dans la plaie qui se couvrira de bourgeons charnus et se réparera rapidement.

A partir de cette époque nous ne relevons que des observations isolées (Valette, Labbé, Heusner, Kœnig, Notta) jusqu'en 1884, date de la thèse de Parizot qui expose les doctrines et publie les faits de son maître Daniel Mollière. Au congrès français de 1888, le professeur Antonin Poncet communique 9 observations d'uréthrectomie totale et en pose les indications. En septembre 1890 à l'Académie de médecine, M. Horteloup fait connaître un beau résultat thérapeutique obtenu chez un enfant.

L'année présente est fertile en publications de ce genre : dans les Bulletins de la Société de chirurgie nous relevons les observations de MM. Jouon et Quénu. Enfin au dernier congrès de chirurgie M. Guyon montre par 6 observations inédites les avantages de la résection partielle et les bénéfices qu'il a pu retirer de la suture à étage des parties molles du périnée pour la restauration du canal. M. Albarran communique à la suite ses propres résultats.

RÉSECTION PARTIELLE ET RÉSECTION TOTALE. — La résection de l'urèthre a été pratiquée de deux manières différentes : tantôt elle a été totale intéressant un segment entier du canal, un véritable cylindre laissant les deux bouts distants de plusieurs centimètres; tantôt au contraire, elle a été partielle, ne portant que sur une partie de la circonférence, le plus souvent de la paroi inférieure. Malheureusement il existe un nombre assez considérable de faits qui échappent à cette classification : les détails manquent ou sont insuffisants pour qu'il soit possible de les ranger dans les interventions totales ou partielles. Plusieurs fois en effet l'excision de l'urètre n'a été que le complément obligé d'une intervention dirigée contre le périnée : on se proposait simplement d'enlever des masses cicatricielles ou d'exciser des fistules mais la dissection des couches profondes montrait bientôt la nécessité d'abraser une étendue plus ou moins grande du canal. Telles sont par exemple les observations de Valette, de Labbé et surtout celles de Bourguet, de Novotony. Dans ces conditions, la totalité de l'urètre avait-elle été excisée ou avait-on ménagé la paroi supérieure? Il est difficile de répondre.

Ce qui est bien certain, c'est que le nombre des résections totales l'emporte de beaucoup sur celui des opérations partielles. Nous avons réuni un total de 79 cas de résection sur lesquels 11 sont douteux en raison de l'insuffisance des détails et doivent être laissés de côté. Sur les 68 restants on trouve 49 résections totales et 19 résections partielles seulement. De ces 19 partielles 12 appartiennent à M. Guyon ou à son chef de clinique M. Albarran, les 7 autres étant dues à Sédillot (obs. 45), Erasme (obs. 80), Merlin (obs. 92), Poisson (obs. 110), Codivilla (obs. 111 et 112), Fontan (obs. 114).

RÉSECTION TOTALE. — Au point de vue du manuel opératoire, en dehors de celle de M. Quénu (obs. 91) qui fit une section losangique de manière à augmenter le calibre en affrontant les deux points extrêmes supérieur et inférieur, les autres observations ne contiennent d'autre détail intéressant que la longueur de la portion du canal qui a été excisée.

Celle-ci a varié de 15 millim. à 7 et 10 centimètres. Mais ces deux derniers chiffres sont certainement exagérés et facilement explicables. Celui de 7 centimètres se trouve dans une de nos observations personnelles (obs. 57). Il s'agissait là d'une lésion de l'urètre consécutive à une fracture du bassin ; les signes physiques constatés au moment de l'accident et l'exploration tardive par le toucher rectal de la branche ischio-pubienne gauche permettaient de l'affirmer. En se reportant aux détails de ce cas, on voit que le périnée était rempli de masses cicatricielles, qu'il existait des fistules s'abouchant dans la portion supra-membraneuse et l'intervention dépassa l'aponévrose moyenne pour s'étendre jusqu'au bassin. Exceptionnelle aussi est l'observation n° 52 de Parizot, où il est question d'une résection portant sur une longueur de 10 centimètres; ici le périnée était également en mauvais état puisque l'on enleva une masse calleuse et indurée pesant 50 gr.

et qui laissa un vide ovalaire de 10 centimètres de long sur 4 de large ; et il est probable que cette dimension était celle de la brèche périnéale et non de la perte de substance de l'urèthre.

La longueur habituelle est de 30 millim. C'est ainsique dans les 36 observations où l'on a pris soin de mesurer l'étendue du segment enlevé, nous trouvons que ses dimensions ont été 3 fois de 1 centimètre, 7 fois de 15 à 18 millimètres, 3 fois de 20, 3 fois de 25, 14 fois de 30, 1 fois de 35, 3 fois de 40 et 2 fois de 50. Il est intéressant de remarquer que c'est dans les cas de périnées malades que les résections ont été le plus étendues. Chaque fois que la longueur de l'excision a atteint ou dépassé 30 millim., il s'agissait d'un périnée criblé de fistules ou porteur de masses cicatricielles ; le fait est constant et il n'y a que trois exceptions à cette règle, les cas de MM. Horteloup, Calalb et Wœffer, où malgré l'intégrité de la région on enleva 4 centimètres de canal.

RÉSECTION PARTIELLE. — L'un des points les plus importants de la communication de M. Guyon a été justement de faire ressortir les avantages que présente sur la résection totale la résection partielle, qui a ses préférences pour trois raisons :

La première consiste en une réelle facilité d'exécution ; à l'inverse de la résection totale, la résection partielle n'expose pas à la blessure des corps caverneux. En outre, quelques opérations auxquelles nous avons assisté nous ont montré que rien n'était plus facile que d'enlever un noyau cicatriciel, surtout quand on avait pu au préalable introduire dans l'urèthre un gros instrument métallique. Lorsque la tumeur uréthrale fait à la surface externe une forte saillie, il suffit de la dégager des parties voisines et de l'extirper en totalité après l'avoir saisie avec une petite pince de Museux. Après l'ablation, le doigt palpe avec soin les bords de la solution de continuité et, s'il reste encore quelques parties dures, l'excision en est facile à l'aide d'une pince et de ciseaux. Si, au contraire, la tumeur, peu saillante, n'est sensible qu'au toucher, le mieux est de l'inciser crucialement et d'enlever ainsi séparément chacun des morceaux : c'est ce qui a été fait dans l'observation 104.

La deuxième raison est d'ordre physiologique ; nos expériences cadavériques ont montré qu'après résection l'écart des deux bouts de l'urèthre était au moins double de la longueur de la portion excisée. La résection partielle a justement l'avantage d'empêcher que cet écart ne soit jamais excessif. Nous verrons que dans ces conditions les deux procédés de restauration (suture des deux bouts ou simplement réunion des parties molles du périnée) sont possibles et qu'un retrait ainsi modéré agrandit manifestement le calibre de la partie réséquée. En outre la résection partielle a l'avantage de fournir au canal une paroi supérieure régulière et de lui permettre de conserver son nom de *paroi chirurgicale*.

Mais, c'est l'anatomie pathologique qui plaide surtout en faveur de la résection partielle. Dans les rétrécissements blennorrhagiques, les travaux déjà cités de Hallé et Wassermann ont montré que les lésions étaient minima au niveau de la paroi supérieure. Quant aux rétrécissements traumatiques nos observations mentionnent également l'intégrité de cette paroi supérieure. Nous ne voudrions pas de quelques faits isolés conclure que dans les rétrécissements traumatiques les lésions sont toujours partielles et localisées bien que M. Terrillon ait déjà établi d'une manière irréfutable par ses expériences, que dans toutes les variétés de contusion du périnée, la paroi inférieure était souvent la seule, et toujours la première brisée ; il n'est donc pas étonnant qu'elle soit le siège principal des lésions cicatricielles.

Certes, nous ne prétendons pas que les ruptures traumatiques de l'urèthre sont le plus souvent partielles, car un chapitre ultérieur où sur 19 cas de traumatismes périnéaux on trouva par une intervention chirurgicale précoce 16 ruptures totales viendrait donner un démenti formel à cette assertion. Mais nous nous demandons si, même après une rupture totale de l'urèthre, la cicatrisation ne se fait pas en laissant un maximum de lésions sur la paroi inférieure. Peut-être faudrait-il incriminer la contusion des tissus périnéaux et surtout les tentatives de cathétérisme faites après l'accident avec des bougies ou des sondes sans courbure ; celles-ci suivent en effet la paroi inférieure, accrochent les lèvres de la rupture et les écartent pour si peu que l'opérateur mette d'insistance à passer. Kaufmann dans ses expériences sur les chiens a vu que même après échec de la réunion de l'urèthre, la guérison se faisait si bien à la paroi supérieure qu'à l'autopsie on voyait à peine la cicatrice.

Mais en supposant même que le rétrécissement fût annulaire, l'incision longitudinale et à plus forte raison l'excision d'une partie du canal suffirait à supprimer l'obstacle puisqu'elle interromprait la continuité de la circonférence uréthrale. Qu'importe en effet qu'il reste en haut une bande cicatricielle et même rétractile si autour d'elle on refait un canal suffisamment large et souple, qui regagnera par sa paroi inférieure ce qu'il perd par la supérieure.

INDICATIONS. — Si le manuel opératoire de la résection partielle de l'urèthre est facile à décrire, en revanche les indications sont malaisées à préciser. Dans un mémoire lu à la Société de chirurgie le 27 avril 1892, M. le Dr Jouon, de Nantes, semble réclamer la résection pour toutes les variétés de rétrécissements. M. Berger a relevé ces conclusions un peu trop absolues en rappelant les succès journaliers que l'on doit à la dilatation et à l'uréthrotomie interne. Aussi est-il difficile de poser une loi générale et, à notre avis, il n'est guère qu'un seul cas où la discussion ne soit pas de mise : c'est quand on se trouve en présence d'un rétrécissement traumatique consécutif à une rupture grave. Dans une clinique de fin décembre 1891, M. Guyon a montré que ce genre de sténoses avait deux caractéristiques : leur apparition précoce qui ne laisse pas au muscle vésical le temps de s'hypertrophier pour lutter contre ce nouvel obstacle et surtout la constance avec laquelle se produisent leurs récidives. Dans de telles conditions, lorsque la palpation du périnée fait découvrir un noyau cicatriciel, la conduite vraiment chirurgicale est de fendre la région et d'extirper ce noyau. On ne s'attardera pas à des séances de dilat··on le plus souvent très douloureuses et toujours inefficaces, ainsi que le montre le petit malade de l'observation 101.

Nous ne saurions être aussi affirmatif lorsqu'il s'agit des rétrécissements blennorrhagiques. Il est ici une condition qui commande les indications : c'est l'état du périnée. Tantôt celui-ci est indemne de toute lésion, tumeur ou fistule, et alors deux cas peuvent se présenter : le rétrécissement est franchissable ou ne l'est pas. Dans le premier, la dilatation et surtout l'uréthrotomie interne faite soit avec l'instrument de Maisonneuve, soit avec celui de Civiale, donneront presque toujours des résultats très satisfaisants. Si au contraire le rétrécissement est infranchissable, il faudra recourir d'abord à l'uréthrotomie externe. On trouve le plus souvent après section médiane que le canal se présente sous la forme de deux bandelettes qui résultent de la division du corps spongieux ou du bulbe sclérosé. Habituellement toutes ces parties sont de consistance égale et la résection trouve rarement ici son application, car nous savons que les lésions des rétrécissements blennorrhagiques sont essentiellement diffuses ; s'il existe un point rétréci maximum, la sclérose n'en envahit pas moins la totalité du corps spongieux.

Lorsque au contraire on a affaire à un périnée criblé de fistules et rempli de masses cicatricielles, la résection peut quelquefois trouver ses indications dans les lésions du canal. Mais il est le plus souvent impossible de deviner leur étendue et ce ne sera qu'après incision périnéale et exploration directe du canal que l'on pourra prendre un parti. L'étude des fistules urinaires nous a en effet montré qu'il existait toujours sur l'un des côtés du canal, souvent sur les deux, un orifice communiquant avec ce foyer juxta-uréthral que nous avons décrit si longuement et qui est le point de départ de tous les trajets fistuleux. Si l'orifice uréthral est petit, unique, si, à la palpation, le canal ne paraît pas trop dur, on pourra se contenter soit d'une extirpation de trajets fistuleux, soit d'une libération externe de l'urèthre. Si, au contraire, ces orifices sont multiples, si le canal très dur en un point, n'admet que l'introduction d'une sonde de calibre moyen ou petit, on n'hésitera pas à enlever la moitié de la circonférence uréthrale, mais en ayant soin de toujours respecter la paroi supérieure qui, nous l'avons montré, n'est jamais décollée des parties profondes.

CHAPITRE III

De la restauration de l'urèthre après résection.

Le chapitre précédent n'a eu en vue que la résection elle-même et il n'a été fait aucune allusion aux moyens dont nous disposons pour restaurer le canal. Nous avons à notre disposition 4 méthodes : laisser les tissus bourgeonner tout autour d'une sonde à demeure et attendre la cicatrisation par seconde intention ; mobiliser les deux bouts de l'urèthre et les suturer l'un à l'autre ; réunir sur la ligne médiane les parties molles du périnée ; ou bien enfin recourir aux opérations plastiques.

§ 1. — Restauration par réunion secondaire

Cette méthode a été celle de Verneuil, Sédillot, Voillemier, Bourguet et a été suivie dans plusieurs cas par Daniel Mollière ; elle s'imposait du reste avant l'antisepsie. Au point de vue clinique nous avons déjà étudié les avantages que l'on pouvait tirer de la réunion secondaire du périnée dans le traitement des fistules et des tumeurs urineuses ; mais comme nous l'avons bien fait remarquer, l'urèthre était là à peu près intact. Ici au contraire il manque totalement et c'est la réparation par bourgeonnement *du canal lui-même* et non du périnée dont il importe de connaître la valeur. A cet effet sur le chien de l'exp. n° 10 qui nous avait déjà servi et qui portait une fistule périnéale consécutive à une résection incomplète de l'urèthre, nous avons excisé tout ce qui pouvait rester de la paroi supérieure, de manière à obtenir une surface cruentée incapable de se réparer autrement que par bourgeonnement. Quatre mois plus tard le cathétérisme et l'autopsie nous montraient qu'il existait en ce point un rétrécissement des plus marqués puisque l'on ne pouvait même pas passer une bougie filiforme. Il en est de même de l'expérience 19 due au professeur Paoli Erasme, de Turin, qui pratiqua sur un chien une résection totale de l'urèthre spongio-bulbaire et sutura les deux bouts ; mais la réunion échoua complètement et il se constitua rapidement un rétrécissement cicatriciel grave avec rétention incomplète d'urine.

RÉSULTATS. — L'expérimentation n'est donc pas favorable à la réunion secondaire après résection : voyons maintenant ce que donnent les observations. Nous en avons relevé 17. Toutes ont trait à des résections totales et dans aucune d'elles il ne fut fait de suture du périnée. De ce chiffre nous devons d'abord en éliminer 3 qui ont été suivies de mort : aujourd'hui une pareille terminaison n'est pas à redouter et n'est imputable qu'à l'époque de l'opération et non à la méthode. Leurs autopsies ne nous donnent pas de renseignements bien précieux puisqu'elles ont été pratiquées à des dates trop rapprochées de l'intervention. Celle de Sédillot faite 22 jours après permit de constater un état local très satisfaisant ; « le canal était libre et au niveau de l'ancien rétrécissement existait une ligne déprimée et irrégulière mais très accusée. Au-dessus et au-dessous de cette ligne, les deux muqueuses étaient bien rapprochées, d'une égale largeur ». L'un des opérés de Bourguet mourut d'érysipèle au 14e jour. La plaie était en voie de cicatrisation ; entre les deux bouts de l'urèthre distants de 23 millimètres, les bourgeons charnus formaient une membrane mince, unie, régulière revêtant la forme et l'aspect général des muqueuses. Les deux orifices étaient facilement perméables pour une bougie de 8 millimètres et l'intervalle qui les séparait formait une cavité ouverte en bas, plus grande que le reste du canal. Le deuxième opéré de Bourguet mourut, lui aussi, au 25e jour d'infection purulente ; les détails de son autopsie ressemblent de tout point à ceux qui précèdent : entre les bouts écartés de 25 millimètres, on trouva un espace infundibuliforme, tapissé par une membrane mince, unie, rouge, sorte de muqueuse de nouvelle formation qui se continuait en avant et en arrière avec la muqueuse uréthrale.

Nous ne voulons tirer de ces autopsies qu'une seule conclusion, c'est que les opérateurs avaient excisé totalement la portion rétrécie, à l'exception de Sédillot cependant, mais nous ne saurions leur accorder aucune valeur au point de vue du résultat thérapeutique. Sans doute au niveau du point réséqué, la largeur du canal était plus considérable que partout ailleurs, mais l'on n'était qu'aux 14e, 22e, 25e jour de l'opération et il y avait lieu de craindre que ces bourgeons charnus si exubérants, cette nouvelle membrane muqueuse qui faisait l'admiration des auteurs, ne se fût convertie en une bague de tissu inodulaire rétractile.

Quatre autres observations doivent être laissées de côté (n°s 49, 50, 56, 57). Les deux premières sont muettes sur le résultat définitif. L'observation d'Hartmann (n° 56) constate simplement que le malade sortit guéri de l'hôpital, éjaculant et urinant par sa verge, mais deux mois à peine s'étaient écoulés entre l'intervention et la publication du résultat et malgré toutes nos recherches, il nous a été impossible de le retrouver. Quant à la 4e (n° 57) le malade quitta le service de M. Guyon quelques semaines après l'opération ; nous faisons part des craintes très sérieuses que nous inspire l'avenir de ce garçon : il nous a été également impossible de l'examiner à nouveau.

Les 10 autres malades ont pu être revus à une époque plus ou moins reculée ; 5 d'entre eux l'ont été de 9 mois à un an après l'opération. Chez celui de Verneuil, toutes les fonctions physiologiques étaient normales et une sonde de trousse passait facilement sauf un petit ressaut sur la paroi inférieure ; celui de Parizot avait un périnée fermé et un canal facilement perméable ; chez celui de Kœnig la guérison s'était également maintenue. Deux des opérés de M. Horteloup revus 9 ou 10 mois plus tard sont sans fistule et le canal admet chez l'un une bougie 19 et chez l'autre une bougie 16.

Pour les 5 restants les résultats énoncés sont vieux de plus d'une année : le moins ancien est celui de Notta ; il y eut bien dans ce cas une récidive après la résection de 4 centim. de canal et il fallut pratiquer une uréthrotomie interne pour sectionner une bride de la partie profonde du périnée ; mais 16 mois après cette dernière opération, la guérison s'était maintenue et on introduisait facilement dans l'urèthre une bougie de 8 millim. Même résultat chez le 2e malade de Parizot revu 2 ans après. L'un des plus beaux succès appartient sans contredit à Bourguet dont le malade se représenta 8 ans plus tard et dont le canal admettait une bougie de 8 millim. Les deux faits de M. Horteloup sont au nombre des meilleurs ; l'un de ses réséqués mourut 3 ans 1/2 après l'opération et l'on trouva que la cicatrice du périnée était très souple ; en ouvrant le canal par sa paroi supérieure, il n'était pas possible de faire une différence entre les muqueuses des portions spongieuse et prostatique et la muqueuse au niveau du point réséqué. La paroi en était souple, unie, luisante et ne permettait pas de constater une cicatrice dure. En résumé, sur ces 10 malades, revus les uns un an après et les autres à une date plus éloignée, aucun ne portait trace de récidive.

Ces résultats sont incontestablement meilleurs que ceux de la simple uréthrotomie externe étudiés par le Dr Phélip, de Lyon, dans une série d'articles de la *Revue de chirurgie* de 1890 et de 1891 et ils ne sont pas sans nous surprendre quelque peu, car la résection totale suivie de réunion secondaire met le canal dans une condition éminemment favorable à la production d'un rétrécissement, puisque la totalité de sa circonférence est formée de tissu cicatriciel. Mais il est un élément dont il faut tenir grand compte et qui à lui seul explique la durée des guérisons : c'est la dilatation consécutive. Or tous ces malades ont été soumis d'une manière plus ou moins régulière à l'usage des sondes. Verneuil nous dit que son opéré est revenu plusieurs fois dans l'année qui a suivi ; Bourguet, Kœnig, Notta, Parizot notent ce point important dans leurs observations. Quant aux malades de M. Horteloup, ils ont été dilatés d'une façon régulière et l'un d'eux se passe chaque matin une bougie n° 19.

Ne serait-ce donc pas plutôt à la dilatation consécutive qu'à l'opération elle-même qu'il faudrait rapporter ces succès ?

§ 2. — RESTAURATION PAR SUTURE DES DEUX BOUTS

La réunion primitive des deux bouts du canal abouchés et suturés l'un à l'autre après résection totale est la méthode qui paraît la plus rationnelle ; elle semble en effet éviter le gros reproche que nous avons fait à la réunion secondaire, puisque le nouveau canal sera exclusivement formé de tissu sain. L'honneur d'une telle conception revient à Bourguet qui ne la mit cependant pas à exécution : en janvier 1857, il excisait un rétrécissement traumatique et constatait que les deux bouts de l'urèthre étaient distants de 25 millim. « Je songeai un instant, dit-il, à rapprocher les deux bouts du canal et à les réunir à l'aide d'une suture ou de serre-fines, mais l'antérieur avait contracté des adhérences solides avec la membrane d'enveloppe des corps caverneux et ne put pas être mobilisé. Le postérieur ne put parcourir toute cette distance et je fus contraint de renoncer à ce projet. » On le voit, Bourguet n'a pas été loin de pratiquer cette opération telle qu'elle est faite de nos jours : quelques coups de ciseaux eussent suffi à libérer le bout antérieur et l'abouchement eût été facile. Ce fut Birkett, en 1866, qui plaça la première suture transversale sur l'urèthre, à l'aide d'un fil de soie. Mais, comme nous le verrons plus loin, il s'agissait là d'une intervention précoce pour rupture traumatique et il n'y avait pas eu de résection préalable. Après une période assez longue viennent les observations de Heusner, de Socin et de Burckhardt, celles de Mollière à peu près contemporaines et celles de Poucet communiquées au Congrès de chirurgie de 1888.

EXPÉRIMENTATION. — Cette restauration par suture des deux bouts est loin d'avoir rallié tous les suffrages; pour certains auteurs en effet, et au début nous avions été de ce nombre, un pareil abouchement ne serait compatible qu'avec des résections totales. Mais un bon nombre d'observations nous a montré que cette méthode était aussi bien applicable aux résections partielles qu'aux complètes.

Un reproche plus sérieux lui a été fait; c'est l'impossibilité de mettre au contact les deux segments lorsque l'étendue de l'excision dépasse une étendue supérieure à quelques millimètres; c'est à l'effet de vérifier ces assertions et de connaître la longueur de la résection compatible avec l'abouchement des deux bouts que nous avons entrepris quelques expériences cadavériques. Dans les expériences 1, 2, 3 et 4, nous avons chaque fois excisé un cylindre d'urèthre long de 20 millim.; immédiatement les deux orifices se sont écartés d'une longueur au moins égale au double de la partie réséquée et cependant, dans ces conditions, l'abouchement a toujours été relativement facile. Au contraire, dans une autre expérience (n° 7) nous avons réséqué l'urèthre sur une longueur de 30 millim.; l'écartement consécutif était énorme, mesurait près de 6 centimètres, et il nous a fallu exercer des tractions assez fortes pour obtenir l'affrontement. Ce chiffre de 30 millim. est donc à retenir puisque du moins sur le cadavre il crée des difficultés à la suture. Nous croyons cependant utile de faire une réserve en ce qui concerne le point de la traversée périnéale sur lequel porte la résection; plus celle-ci est pratiquée près des bourses, et plus l'affrontement est facile; au contraire, près du bulbe, au voisinage de l'aponévrose moyenne, les connexions étroites de ce plan musculo-aponévrotique avec la portion membraneuse immobilisent presque complètement ce segment qui ne peut aller à la rencontre du bout antérieur : dans une de ses observations, Heusner dit qu'il fut obligé de sculpter en quelque sorte ce bout postérieur pour le détacher de l'aponévrose moyenne et le mobiliser.

Cependant ces expériences cadavériques ne concordent pas absolument avec les observations sur la facilité avec laquelle on peut amener les deux bouts au contact; déjà dans un chapitre précédent, nous avons donné quelques chiffres indiquant la longueur moyenne des résections totales; et on a pu voir qu'ils étaient assez élevés; néanmoins les auteurs n'accusent pas de grandes difficultés dans l'affrontement des deux bouts; pour plusieurs, ce temps de l'affrontement fut facile même avec un écart de 3 centimètres et Calalb, malgré la friabilité de l'urèthre

put mettre au contact les deux orifices distants cependant de 4 centimètres. Mais l'on peut se demander quel est le sort réservé à une
pareille suture, car dans nos expériences nous avons vu quelquefois
que la verge paraissait raccourcie et s'enfonçait dans la racine des
bourses. Il est probable que dans de telles conditions, la moindre érection eût rompu la suture et on ne peut accepter sans contrôle les
observations de réunions primitives du canal faites dans ces conditions.
Aussi notre conclusion est-elle : l'abouchement des deux bouts est *relativement facile* quand l'étendue de la résection ne dépasse pas 20 millim.,
possible quand elle ne dépasse pas 30. Au delà de ce chiffre, elle nous
paraît incapable de se prêter à une suture ayant quelque chance de
tenir.

L'étude de la réunion des sections de l'urèthre a provoqué un bon
nombre d'expériences physiologiques. Mais les résultats ne sont pas
absolument concluants, car en aucun cas on n'a obtenu de réunion
immédiate complète; il n'y a qu'une seule expérience (18) de Paoli
Erasme où le chien a été sacrifié au 7e jour, c'est-à-dire à une époque
trop rapprochée de l'intervention. Dans toutes les autres, la suture a
toujours lâché par un point et quelques gouttes d'urine ont invariable-
ment passé par le périnée, fait qui n'a rien d'extraordinaire, même en
dépit de toutes les précautions antiseptiques. Les expériences de Kaufmann datent de 1885, et il n'en donne qu'un court résumé que nous
reproduisons ici : chez un premier chien, il introduit un cathéter élastique et après incision médiane du périnée, sectionne transversalement
l'urèthre dans la moitié de sa circonférence. Il suture ensuite la plaie
du canal au catgut et celle de la peau à la soie; trois semaines après il
sacrifie l'animal et trouve à l'autopsie une cicatrice à peine appréciable.
Sur deux autres chiens, il incise crucialement la paroi inférieure de
l'urèthre : il suture ensuite à la soie et au catgut l'incision transversale
sans réunir l'incision longitudinale. L'un de ces animaux est sacrifié au
bout d'un mois, l'autre au bout de 6 semaines : on ne trouve pas de
diminution de calibre du canal; la paroi supérieure est presque
indemne, ne présentant qu'un petit trait; à la paroi inférieure, cicatrice
légèrement proéminente au point de croisement des deux incisions.
Kaufmann en conclut que les incisions transversales guérissent facilement et recommande de faire en pareil cas une petite fente longitudinale pour faciliter la suture.

Hagler, dans une première série de 3 expériences (nos 12, 13, 14)
étudie les réparations des sections faites à l'aide d'un instrument tran-
chant; ses expériences sont exactement calquées sur celles de Kaufmann, avec cette différence que dans deux cas la plaie cutanée ne fut

pas suturée. Les résultats se ressemblent : pas de diminution de calibre du canal, ce qu'il attribue à l'adhérence de l'urèthre à la cicatrice périnéale.

Ces expériences sont très concluantes au point de vue de la possibilité de la réunion, mais il ne faut pas oublier que toutes ces uréthrorraphies ont porté sur des urèthres simplement incisés et non réséqués ; ce sont là en effet deux conditions tout à fait dissemblables, car la traction exercée sur la ligne de réunion suffit quelquefois à la disjoindre ; c'est ce qui est arrivé dans l'une de nos expériences (exp. n° 8) où nous avions pratiqué une résection totale de 6 millim. et essayé d'un mode de suture que nous décrirons plus loin. De Paoli Erasme a également étudié la réunion de l'urèthre après résection et ne semble pas avoir obtenu des résultats supérieurs aux nôtres. De ses cinq chiens, deux ne peuvent entrer en ligne de compte ; l'un (exp. 18) ayant été sacrifié huit jours à peine après l'intervention ; l'autre (exp. 19) parce qu'il y eut désunion complète et qu'il se constitua rapidement un rétrécissement grave. Chez les trois autres (exp. 15, 16, 17) il y eut absence de réunion et à la suite un rétrécissement plus ou moins serré.

Nous avons déjà fait pressentir qu'il ne fallait pas attacher trop d'importance aux expériences sur les animaux tant il est difficile d'obtenir des réunions. Il n'en est heureusement pas de même chez l'homme et on peut arriver à obtenir l'accolement des tissus sans suppuration. Mais c'est là une de ces opérations toutes faites de détails de technique que l'on trouvera peut-être minutieux dans leur description, mais qui sont cependant indispensables pour assurer le succès.

MANUEL OPÉRATOIRE. — A quelle suture faut-il donner la préférence ? Nous avions fondé les plus grandes espérances sur un procédé que nous avions vu employer par notre ami Delbet dans des tentatives de sutures d'artères, car il devait en même temps qu'une occlusion hermétique amener un élargissement du canal. Il consiste à accoler l'une à l'autre les faces internes des segments uréthraux par un fil en anse : mais nous ne le décrirons pas avec plus de détails puisque nous y avons renoncé. Il avait du reste deux gros défauts : une réelle difficulté d'exécution et surtout ce fait qu'il adossait deux surfaces tapissées d'épithélium. Expérimenté sur le cadavre et sur les animaux, il nous avait donné de mauvais résultats. Sur le cadavre de l'expérience n° 4, le moule obtenu par injection de cire se trouva au niveau de la ligne de suture réduit à un petit cylindre de 2 à 3 millim. de diamètre. Comme nous l'avons déjà dit, le résultat fut aussi mauvais sur le chien (expér. n° 8), où la plaie suppura et resta fistuleuse.

La suture à points séparés nous paraît donc préférable, mais il reste une question importante à trancher, c'est celle de savoir si les fils doivent passer à travers la muqueuse ou rester en dehors. Ce détail de technique ne se trouve indiqué que dans quelques rares observations. Sur ses chiens, Hagler a toujours pris la muqueuse dans les points de suture, de Paoli Erasme au contraire est resté en dehors. A vrai dire, leurs résultats ne diffèrent pas beaucoup, et sur ce point les expériences cadavériques nous ont donné des résultats plus positifs. Sur 3 sujets nous avons pratiqué la suture de l'urèthre en faisant passer les fils tantôt à travers la muqueuse, tantôt juste au-dessous d'elle (expér. 1, 2, 3). Dans le premier cas, la ligne de réunion faisait une saillie très notable dans la lumière du canal; elle avait un aspect festonné avec des saillies et des dépressions; une partie de la cire avait fusé à travers les points de suture et le moule était interrompu à ce niveau. Au contraire, quand nous n'avons pas pris la muqueuse, la suture a été parfaitement hermétique, et en ce point le cylindre de cire avait les mêmes dimensions que partout ailleurs; cette suture était marquée par une simple ligne transversale au niveau de laquelle les lèvres de la muqueuse étaient en contact parfait et étaient restées adhérentes aux plans profonds.

Sur le vivant cette suture sera faite à l'aide de fils de catgut n° 0 ou 1 montés sur des aiguilles de Hagedorns dont la courbure en facilite singulièrement le passage. Pour si peu que l'on eût de difficultés à amener les deux bouts au contact on pourrait utiliser la précaution recommandée par le Dr Witzel, de Bonn, qui consiste à passer temporairement deux fils de soie dans le corps spongieux et à maintenir grâce à eux les segments uréthraux au contact pendant que l'on noue les fils de catgut. Si pour des raisons spéciales certainement très exceptionnelles on se trouvait dans la nécessité de pratiquer une résection totale, la suture offrirait dans ces conditions quelques difficultés. On aurait alors avantage, après avoir placé tous les fils, à commencer par nouer les deux ou trois supérieurs. On réunirait ainsi la demi circonférence supérieure et l'on se comporterait ensuite comme dans une résection incomplète.

Ce premier temps de l'opération terminé, on procédera à la suture de la plaie périnéale. On trouvera plus loin, à ce sujet, toutes les indications nécessaires telles que : nombre des plans, question du drainage et de la sonde à demeure. Pour l'instant nous nous contenterons simplement de réclamer la réunion de la plaie périnéale. Une telle pratique n'a que des avantages ; les risques à courir sont nuls et l'intérêt majeur réside dans ce fait que les parties molles du périnée sont là pour fournir au canal une paroi inférieure en cas de désunion de la suture uréthrale.

A la lecture des observations, on est surpris de l'insuffisance des détails. Peu d'auteurs, en effet, se sont astreints à décrire leur opération par le menu. Quelques-uns mentionnent à peine : « suture des deux bouts de l'urèthre »; beaucoup laissent dans l'ombre la question de la plaie périnéale; la grande majorité ne parle pas de drainage. Ce qui nous a le plus frappé, c'est le peu de soin que l'on semble avoir apporté à cette suture des deux bouts de l'urèthre; on parle de deux, trois, quatre fils alors que nos expériences cadavériques montrent qu'il en faut une moyenne de huit à dix pour obtenir un affrontement parfait et une suture hermétique. C'est, du reste, le nombre approximatif de points que place M. Guyon. Au sujet de la suture du périnée nous notons : dix fois, une suture complète avec ou sans drainage; deux fois, une suture incomplète; une fois, une suture des parties molles juxta-uréthrales; une fois, une suture secondaire; une fois, une véritable autoplastie. Dans neuf de ces cas on eut recours à une suture à étages du périnée et le succès fut complet.

RÉSULTATS — Nous ne possédons pas le détail des observations du professeur Poncet et nous nous contenterons de donner ses résultats tels qu'il les a communiqués au Congrès de chirurgie de 1888 : sur cinq de ses neuf opérés, il a cherché la réunion primitive du canal et ne l'a obtenue que trois fois; ces trois malades ont quitté l'hôpital du douzième au vingt-cinquième jour et ont été revus quelques mois plus tard après s'être sondés régulièrement; le périnée était souple et on passait aisément une bougie n° 20.

Sur les 32 observations que nous avons pu analyser, nous distinguerons les résultats immédiats et les résultats consécutifs; la réunion par première intention semble bien loin d'avoir été la règle, car on ne peut pas accréditer les observations mentionnant par exemple : « réunion primitive sauf une petite fistulette » ou « réunion presque totale ». Les seules observations dans lesquelles ces réunions ont été totales sont au nombre de cinq, quatre appartenant à M. Guyon ou à M. Albarran.

Quant aux résultats éloignés, il est peu d'observations qui nous donnent des renseignements. Des deux malades de Heusner (obs. 61 et 62) le premier succomba 2 ans 1/2 plus tard à une affection des reins; son canal admettait une bougie n° 20, et à l'autopsie on ne trouva qu'une simple cicatrice linéaire. Le second fut revu 3 ans après; il avait eu soin de se faire dilater et restait guéri. Les autres résultats sont trop récents : les uns inférieurs à une durée de 6 mois doivent être laissés de côté; ce sont plutôt des succès opératoires que thérapeutiques. Les autres, vieux de 7, 9, 10 et 12 mois sont au nombre de 6; chez tous ces malades

N.   3

la guérison s'était maintenue et 4 avaient eu recours à la dilatation.

Mais, encore une fois, les rédactions sont peu explicites et, pour affirmer que la guérison s'est maintenue, il eût fallu tout au moins connaître le calibre du canal. Aussi ne donnerons-nous les résultats éloignés que des seuls malades traités dans le service de M. Guyon et que nous avons revus nous-même. Il en est deux (obs. 87 et 88) qui, 6 et 7 mois après une résection incomplète, ont un canal qui admet le béniqué 50, et l'un d'eux n'a jamais été sondé depuis. La troisième observation de M. Guyon (obs. 93) est trop récente. Des deux observations de M. Albarran (obs. 83 et 89), la première mentionne que le malade a été revu 10 mois après avec un canal admettant une sonde de Nélaton n° 22 et un périnée complètement fermé. Sa seconde est encore trop récente ; du reste, il s'agissait là d'un fait unique, échappant à toute classification.

§ 3. — RESTAURATION PAR SUTURE A ÉTAGE DU PÉRINÉE

Lorsque l'étendue de la résection, trop considérable, ne permet pas d'amener facilement au contact les deux bouts de l'urèthre, on peut en toute confiance s'adresser à la suture des parties molles du périnée dont la disposition anatomique s'adapte très bien à la confection d'un nouvel urèthre ; dans cette région, en effet, il existe un tissu conjonctif feuilleté mais en même temps solide et élastique et la peau des parties voisines d'une mobilité extrême se prête aisément à toutes les tractions et à tous les déplacements.

Au premier abord cette méthode d'uréthroplastie semble passible d'un gros reproche. Même lorsque l'on obtient une réunion primitive complète, nous dit-on, le tissu cellulaire juxta-uréthral suturé à lui-même va bourgeonner, se transformer en un tissu inodulaire rétractile et exposer le malade à un nouveau rétrécissement. L'objection est fondée ; on ne pourra incontestablement pas éviter la production d'une surface qui se cicatrisera de proche en proche comme une plaie plate. Mais cette cicatrice superficielle sera réduite à une mince pellicule et il nous semble que c'est là une condition suffisante pour qu'elle nous donne de réelles garanties de souplesse et de dilatabilité. C'est l'histoire de toutes les cicatrices, les unes superficielles et souples, les autres au contraire profondes et éminemment rétractiles. Du reste, en admettant même qu'à la longue il se produisît une légère coarctation au niveau du point réséqué, la largeur du nouveau canal sera toujours telle qu'elle compensera amplement cette diminution de calibre.

Au Congrès de chirurgie, M. Guyon faisait remarquer que, si on avait rarement pratiqué la résection partielle, on avait songé plus rarement encore à reconstituer l'urèthre à l'aide des parties molles du périnée. Nous sommes fort embarrassés pour établir à qui revient le mérite de cette conception; les observations de suture du périnée après résection ou après uréthrotomie externe, pour n'être pas très nombreuses, ne manquent pas cependant. Ces sutures ont été faites très souvent pour diminuer l'étendue de la plaie cutanée, souvent aussi elles ont été placées au-dessus d'une suture de l'urèthre comme complément de l'opération, mais nulle part nous ne voyons que l'on se soit adressé de propos délibéré ainsi que l'a fait M. Guyon, à la suture des parties molles du périnée après résection. Nous ne pouvons vraiment identifier à la pratique de notre maître celle, par exemple, de Bobert et de Roux qui suturent le périnée l'un avec des bandelettes agglutinatives, l'autre avec des serre-fines; de Novotony, de Pintaud-Dessalées, de Parona, de Poisson, qui ferment simplement le périnée par quelques points; de Fontan qui réunit par deux points les parties profondes sans la peau; de Podres qui fit, après avivement, une suture secondaire au 8e jour; de M. Horteloup qui ne ferme que la moitié antérieure de la plaie. Les seules observations se rapprochant réellement de celles de M. Guyon sont dues à von Wahl (obs. 98), à Codivillia (obs. 113 et 114), à Fontan (obs. 116), à Duranton (obs. 117). Encore certaines particularités, telles que la question du drainage dont nous verrons plus loin l'importance, ont-elles été laissées dans l'ombre, sauf dans l'observation 117 où la réunion fut totale.

EXPÉRIMENTATION. — Avant d'appliquer à l'homme cette méthode de restauration du canal, M. Guyon a désiré connaître les résultats de l'expérimentation. Sur le chien de l'expérience n° 9, nous avons pratiqué une résection partielle longue de 1 centimètre et comprenant transversalement la demi-circonférence du canal; pour reconstituer cette paroi inférieure, nous avons procédé à une suture à étage du périnée formée de trois plans: un premier superficiel réunissait par 7 points de catgut les lames cellulaires, minces, feuilletées, qui se trouvaient au voisinage de l'urèthre; le second était fait aux dépens de l'aponévrose superficielle et du tissu cellulaire sous-cutané; enfin la peau était réunie à l'aide de crins de Florence. La réunion ne se fit pas, l'urine passa par la plaie aussitôt après l'ablation de la sonde à demeure et cette fistule resta largement perméable. Mais une expérience suivante devait nous apprendre que la persistance de la fistule était due à un obstacle complet au cours de l'urine, siégeant non

pas dans le périnée mais dans la portion pénienne complètement
oblitérée à la suite de l'uréthrite causée par la sonde à demeure ;
le canal n'avait rien perdu de son calibre dans la traversée périnéale
et l'on y passait une bougie 12 aussi facilement qu'avant l'opération. L'expérience 11 a été encore plus instructive. Comme elle a
été pratiquée dans les mêmes conditions, nous ne la décrirons pas en
détail ; les suites avaient été du reste identiques en ce sens que la réunion avait échoué et qu'il était resté un petit trajet fistuleux. L'animal fut sacrifié 6 semaines après l'opération ; le cathétérisme avait
déjà fait voir que le canal n'avait rien perdu de son calibre puisqu'on
introduisait facilement une bougie 13. L'incision de l'urèthre le long
de la paroi supérieure montra que la brèche uréthrale causée par la
résection avait été comblée par la suture des parties molles qui faisaient
avec le canal un tout homogène, souple et sans aucune diminution dans
ses dimensions. L'examen histologique de cette cicatrice a montré
qu'elle était recouverte d'une couche épithéliale continue qui se pro-
longeait de quelques millimètres dans le trajet fistuleux. Cet épithélium appartenait au type pavimenteux stratifié. Sans doute nous eus-
sions préféré voir à ce niveau une ou plusieurs couches de cellules
cylindriques analogues à celles de l'urèthre normal ; néanmoins la
présence de ce revêtement tel qu'il est, nous paraît encore fort heu-
reuse.

Nous avons également voulu connaître sur le cadavre l'aspect du
canal à la suite d'une opération de ce genre qui a été pratiquée (exp. 5
et 6) avec tous les détails de technique que nous exposerons plus
loin. Après injection d'une certaine quantité de cire, l'urèthre a été
incisé le long de sa paroi supérieure et la section a justement divisé
l'étroite bande qui en restait. Il a donc pu être étalé et ce qui nous a
frappé, c'est qu'il avait une dimension transversale maxima au niveau
du point réséqué. Celui-ci se présentait en forme de dépression à bords
nets, taillés à pic, qui étaient à peine décollés sur une étendue de
1 millim. Le moule reproduisait exactement les accidents de la cavité.
Toute la portion correspondant à l'urèthre périnéal était régulièrement
cylindrique; elle mesurait 9 millim. de diamètre et 10 au niveau du
cul-de-sac du bulbe. Mais appendue à sa face inférieure se trouvait une
petite masse de cire du volume d'un haricot et qui semblait avoir été
en quelque sorte rapportée sur le moule du canal dont elle débordait le
plan général de 2 à 3 millim.

MANUEL OPÉRATOIRE. — C'est fort de ces résultats que M. le professeur Guyon arrêta, dès sa seconde opération, le manuel opératoire de

la restauration du canal à l'aide des parties molles du périnée. Un premier plan sera constitué par les feuillets lamelleux juxta-uréthraux et les muscles bulbo-caverneux quand ils auront été divisés. La suture sera faite à l'aide de fils de catgut n° 0 ou 1, les points seront très rapprochés les uns des autres et chaque interstice sera vérifié à l'aide de la sonde cannelée. Il est encore une précaution qui a une grande valeur; ces points de suture prendront d'assez loin les feuillets lamelleux pour adosser non pas des bords mais des surfaces, ce qui rappellera vaguement la suture de Lembert. Les deux points antérieur et postérieur accrocheront l'urèthre aux deux extrémités de la brèche faite par la résection sans toutefois traverser la muqueuse et passer dans l'intérieur du canal. Ce premier plan une fois constitué, la peau sera réunie à l'aide de crins de Florence, les uns profonds, les autres superficiels. Mais, afin d'éviter la formation d'une cavité entre ces deux couches et l'accumulation possible de liquide, on les solidarisera l'une à l'autre en faisant pénétrer les crins dans l'épaisseur même du plan profond.

Il ne faudra pas drainer cette plaie opératoire : d'abord parce que la présence d'un tube détermine forcément la formation de tissu cicatriciel; d'autre part, ou bien le drain ira jusqu'à l'urèthre et alors celui-ci sera ouvert à l'extérieur et on s'exposera bien bénévolement à la création d'une fistule; ou bien l'on mettra le drain entre les deux plans de suture et dans ces conditions il ne pourrait rien contre l'infiltration d'urine. Celle-ci n'est du reste pas à redouter, car le malade aura toujours une sonde n° 20 ou 21. Cette sonde ne restera à demeure que de 2 à 6 jours. Dans le cas où la réunion aurait échoué si l'urine passait par la plaie on pourrait la maintenir plus longtemps en ayant soin de la changer fréquemment; on n'aura pas d'ailleurs de difficulté à en introduire une nouvelle, et en se servant d'une sonde molle de Nélaton, on ne courra aucun risque de traumatiser le canal. Nous avons été surpris de voir avec quelle facilité ces cathéters pénétraient jusque dans la vessie et la façon dont ils étaient bien tolérés par les malades.

La minutie avec laquelle nous avons donné tous ces détails trouve une excuse dans ce fait qu'ils s'appliquent à tous les cas de suture du périnée aussi bien après l'uréthrotomie externe qu'après la résection de l'urèthre suivie ou non de suture du canal.

RÉSULTATS. — Nous ne pouvons juger de la valeur tardive de cette restauration de l'urèthre aux dépens des parties molles du périnée que par nos propres observations. A part les cas de M. Parona (obs. 100) qui

a bien voulu nous répondre que, 5 ans après, la guérison se maintenait
encore, et de Fontan (obs. 116) qui a revu son malade en parfait état,
16 mois plus tard, toutes les autres observations manquent de résultats
éloignés. Sur les 8 opérations pratiquées par M. Guyon ou par
M. Albarran, 3 sont trop récentes pour qu'on puisse en tirer un rensei-
gnement de valeur (obs. 103 à 107 et 109 à 111).

Les 5 autres constatent que 7 mois, 7 mois et demi, 9 mois, 10 mois,
11 mois après l'opération la guérison ne s'était pas démentie, le cathétérisme était facile et le canal n'avait rien perdu de son calibre. Il est
juste de dire que ces malades ont la précaution de se soumettre de loin
en loin à une séance de dilatation.

§ 4. — RESTAURATION PAR OPÉRATIONS PLASTIQUES

Deux sortes de lésions commandent les opérations plastiques ; ou
bien l'on a affaire à une fistule contre laquelle tous les moyens thérapeutiques énoncés jusqu'à présent ont échoué, ou bien il s'agit d'une
perte de substance considérable consécutive à un phlegmon gangréneux,
ou bien enfin on a pratiqué une résection très étendue ; dans ces deux
derniers cas, la brèche périnéale est trop vaste pour que l'on puisse en
affronter les lèvres et les deux bouts de l'urèthre trop éloignés pour que
l'on puisse les amener au contact. Sur 23 observations (du n° 118 au
n° 140), 15 répondent à la première indication et 8 à la seconde.

HÉTÉROPLASTIE. — Pour ces dernières on a le choix entre deux procédés : l'autoplastie et l'hétéroplastie. Celle-ci date d'hier, et nous ne pouvons qu'en ébaucher l'histoire, n'ayant réuni que 5 cas de ce genre.
Cette méthode à laquelle on pourrait appliquer le mot de Reybard, et
qui consiste « à mettre une pièce à l'urèthre » n'a été pratiquée au début
que par deux chirurgiens, Meusel et Wœfler. Meusel s'est servi du feuillet interne du prépuce. Wœfler a employé dans deux cas un lambeau de
muqueuse détaché de la surface d'un utérus prolabé et dans un autre cas
d'un morceau de la muqueuse vaginale d'une chienne. Mais il a sans
doute expérimenté sur des animaux, car il a également transplanté
des fragments de muqueuse d'œsophage et de vessie pris sur des pigeons
et des cobayes. Une seule chose diffère dans les procédés des deux
opérateurs : Meusel suture son lambeau aux bords de la plaie périnéale
avivée à l'aide de points de catgut et ne place pas de sonde à demeure ; Wœfler au contraire prétend que toute suture est inutile, il appli-

que simplement les lambeaux sur la surface cruentée et les maintient dans cette position à l'aide d'un tampon de gaze iodoformée largement imbibé de vaseline ; à la suite il met une sonde à demeure.

Voyons les résultats : Meusel entreprend un enfant qui, depuis l'âge de 8 ans, avait une fistule consécutive à une uréthrotomie externe faite pour rétrécissement traumatique. La guérison est complète à la suite de la transplantation. Wœller opère 3 malades, tous porteurs de rétrécissements, de fistules et de tumeurs urineuses qui nécessitent des délabrements étendus ; l'opération et les pansements consécutifs sont pratiqués comme il a été exposé plus haut. De ces 3 malades, l'un meurt 6 mois après l'opération d'accidents cardio-pulmonaires. A l'autopsie on trouve un canal qui admet une bougie n° 20, mais dont la continuité est si bien rétablie que l'on ne peut exactement déterminer les limites de l'ancienne et de la nouvelle muqueuse. Les deux autres malades sont revus 8 mois après l'opération, leur périnée est fermé et le canal perméable pour un cathéter volumineux.

Nous n'avons trouvé en dehors de Meusel et de Wœller que deux adeptes de la méthode. Dans un article du *New York medical Record* de 1889, il est bien question sans aucun détail d'une tentative qui aurait été faite par Bardenheuer. Nous lui avons écrit pour lui demander l'indication bibliographique et nous n'avons pas reçu de réponse. Le *Harper Hospital*, *Bulletin* de 1890, contient une observation de Walker qui, dans un cas de rétrécissement traumatique, eut recours au procédé de Wœller et après excision de toute la masse cicatricielle et de la portion rétrécie de l'urèthre, transplanta sur ces surfaces cruentées un lambeau de muqueuse intestinale pris sur un lapin. Au cinquième jour il put croire à la réunion, mais bientôt l'urine passa par la fistule et l'échec fut complet. Enfin, au dernier Congrès des chirurgiens américains, M. Keyes (obs. 122) a communiqué une opération de ce genre suivie de succès.

Il serait téméraire de tirer des conclusions de ces cinq cas isolés. Mais vraiment ces premiers résultats sont encourageants ; peut-être cette méthode est-elle celle de l'avenir et appliquera-t-on à l'urèthre le traitement des autres cicatrices vicieuses.

AUTOPLASTIES. — Nous tenons d'abord à bien exposer ce que nous entendons par ce mot d'*opérations autoplastiques*. Bien des observations sont ainsi qualifiées dans lesquelles on n'a fait que suturer les bords d'une fistule. A notre avis, le mot d'autoplastie ne s'applique pas à de telles interventions et doit-être réservé à celles où un lambeau a été détaché des parties voisines et rabattu sur la perte de substance.

Ce chapitre eut été le plus important de notre travail si nous avions traité de la restauration du pénis : limité à la région périnéale, il n'a qu'une importance secondaire, et le nombre des observations que nous avons pu recueillir ne s'élève qu'à 18. Nous aurons l'occasion de voir que les auteurs se sont souvent inspirés des divers procédés de pénioplastie dans leurs interventions périnéales ; aussi n'en referons nous pas l'historique et nous nous contenterons de dire que la première observation nette d'autoplastie est due à Earle, chirurgien anglais, et est rapportée par Voillemier dans son traité des maladies de l'urèthre.

Le manuel opératoire a varié dans chaque cas et cela se comprend, cette opération s'appliquant le plus souvent à des pertes de substances étendues, ayant par conséquent chacune une configuration spéciale.

Néanmoins nous avons pu faire trois groupes de ces 18 observations :

1° Le premier comprend les opérations qui ont consisté dans la taille d'un seul lambeau pris soit sur l'une des parties du périnée, soit plus souvent sur le scrotum. Ce lambeau a été ensuite par glissement ou par torsion, amené au niveau de la fistule et fixé après avivement de ses bords par un certain nombre de points de suture. Dans cette classe rentrent les observations nos 123, 124, 125, 135, 138, 139. Les deux premières furent des interventions relativement simples et néanmoins le résultat ne fut pas immédiat, il fallut jusqu'à 3 séances pour amener une guérison complète. Mais ces échecs n'ont rien de surprenant dans une région que le voisinage de l'anus et de l'urèthre expose à l'infection et en outre ce genre d'opération est de ceux qui n'amènent le plus souvent que des succès partiels ; la majeure partie des opérations plastiques réclame plusieurs séances opératoires et l'histoire de la chirurgie de la face est là pour l'attester.

Les autres observations, 135, 138, 139, ont trait aux cas les plus complexes qui se puissent présenter ; il s'agissait (obs. nos 135 et 138) de lésions énormes et l'article de Rosenberger contient une figure qui donne idée des délabrements qu'il fallut réparer. Il est évident que dans de telles conditions, il n'y avait qu'à s'inspirer des circonstances ; c'est ce qui a été fait et le résultat a été fort beau. Le cas si complexe de M. Delorme n'a pas eu le même succès ; mais puisque M. Delorme se proposait de pratiquer une opération plastique, pourquoi n'a-t-il pas excisé complètement la partie rétrécie du canal ? Il ne pouvait rien espérer de la réunion d'un lambeau cutané aux lèvres d'un urèthre scléreux, induré et épaissi.

2° Dans un deuxième groupe (obs. nos 126, 136, 137), l'opération, toujours dirigée contre des fistules, fut exécutée à peu près de la même manière. Un lambeau rectangulaire fut disséqué de chaque côté de la fistule, à bord adhérent externe, et à bord libre interne. Ces deux lambeaux furent ensuite attirés l'un vers l'autre, adossés par leur surface cruentée et suturés dans cette position par un véritable capitonnage. Nous n'avons à noter qu'une petite modification imaginée par Rochard (obs. 136) où les lambeaux au lieu d'être rectangulaires, avaient une forme trapézoïdale à grande base externe ; il obtint ainsi en avant et en arrière deux lambicules triangulaires qui furent suturés aux premiers. Ce procédé nous paraît excellent au point de vue de la largeur qu'il donne au nouveau canal, mais malheureusement il a un inconvénient, c'est celui de ne présenter qu'une seule couche, d'être trop mince et par suite exposé à une gangrène facile. Cependant sur ces trois opérations, nous enregistrons deux fort beaux succès. Chez le 2e malade de Rochard, la réunion fut complète ; 5 ans plus tard, la guérison s'était maintenue et toutes les fonctions s'accomplissaient normalement. Même résultat pour l'observation de Maas, n° 126.

3° Mais au périnée comme au pénis, les opérateurs ont senti la nécessité d'un lambeau épais. Le plus sûr moyen d'obtenir ce résultat et d'éviter la gangrène était évidemment de superposer deux lames cutanées. C'est à ce genre d'opération que se rapportent les observations du 3e groupe. Une première tentative est due à Ruhston Parker, dont les deux relations malheureusement peu explicites laissent simplement deviner ce qui a été fait. Deux lambeaux rectangulaires furent taillés, mais de dimension inégale, l'un petit, l'autre large de 1 pouce. Ces lambeaux à bord adhérent interne furent disséqués et rabattus de dehors en dedans de telle sorte que leur face épidermique regardait l'axe du canal. Ils furent ensuite suturés l'un à l'autre à l'aide de fils de catgut et par-dessus, dit l'observation, « la peau fut disséquée assez loin pour que sans tiraillement elle pût recouvrir la face externe de ces deux lambeaux ; elle fut fixée dans cette position par des sutures métalliques ». Dans ces deux cas le résultat fut très beau bien qu'il fallut pratiquer deux petites interventions complémentaires.

M. Burney, toujours poussé par l'idée de « doubler » le lambeau, d'augmenter son épaisseur, appliqua au périnée le procédé de Szymanowski imaginé pour les fistules péniennes et dont la description aussi malaisée que l'opération est donnée au cours de l'observation n° 127. Sur six cas il n'eut à déplorer qu'un seul échec qu'il attribua à la sonde à demeure, mais sa statistique n'en est pas moins fort belle et ce qui frappe surtout c'est la rapidité de la guérison. Malheureusement ce procédé à des applications très limitées : il ne semble pas convenir aux larges pertes de substance et doit être réservé aux petites fistules. Ce ne sont pas là ses seuls défauts, il est d'une exécution difficile et a surtout le grand inconvénient de mettre au contact une surface cruentée et une surface épidermique.

Aussi donnons-nous la préférence à la méthode dont s'est servi M. Guyon (obs. n° 140) et qui est inspirée du procédé de M. Théophile Anger pour la cure de l'hypospadias. Elle a tous les avantages des opérations précédentes sans en avoir les inconvénients ; elle est applicable à tous les cas aussi bien aux fistules étroites qu'aux larges pertes de substance ; elle donne un lambeau épais formé c   ux lames cutanées superposées, enfin elle ne met en contact que des surfaces cruentées et les deux faces interne et externe de cette pièce sont recouvertes d'épiderme ; la description est tout au long dans l'observation 140 ; le résultat fut magnifique bien qu'il fallut procéder à deux opérations complémentaires. Nous avons vu dernièrement ce malade chez lequel il n'y a pas à craindre de récidive, car si le résultat péchait par un point, ce serait par excès de largeur. Ce jeune homme se plaint, en effet, que lorsqu'il s'assied immédiatement après avoir pissé, quelques gouttes d'urine s'échappent par le méat et mouillent sa chemise, petit inconvénient qu'il évite en comprimant légèrement le périnée au moment de chaque miction.

En définitive, sur 18 opérés nous enregistrons 15 succès complets, c'est-à-dire oblitération de la perte de substance ou de la fistule, 3 échecs, (obs. 127, 137, 139), et un demi-succès (obs. 125), le malade ayant conservé une fistule purulente mais non urinaire.

Ces résultats nous semblent de ceux qui doivent encourager à pratiquer l'autoplastie quand les autres moyens de traitement ont échoué. On ne fait courir aucun risque au malade ; ici comme dans la suture du périnée, les observations montrent que même en cas de sphacèle du lambeau, l'échec n'est jamais complet et que l'on retire toujours un bénéfice de l'intervention.

CHAPITRE IV

De la suture de l'urèthre après uréthrotomie externe.

La conduite à tenir après l'uréthrotomie externe se rattache d'une façon directe à notre sujet : l'urèthre se présente alors dans des conditions particulièrement favorables pour tenter la réunion par première intention. Mais il faut distinguer deux cas, ou bien l'urèthre est sain et l'incision en a été faite pour permettre l'extraction d'un corps étranger, ou pratiquer une taille périnéale ou bien cet urèthre est malade et c'est contre sa lésion que l'opération a été dirigée.

1° Dans le premier cas, la suture s'impose : cette idée n'est du reste pas nouvelle puisque dans la grande chirurgie de Guy de Chauliac, de 1363, il est dit que « l'ayant tirée (la pierre) et le lieu étant nettoyé, la plaie soit cousue ». A côté de Guy de Chauliac on pourrait placer les noms de Franco, d'Ambroise Paré, de Jean de Solingen : mais nous ne nous attarderons pas à un semblable historique sans intérêt pour nous. Nous préférons discuter ce qu'il faut suturer de l'urèthre ou du périnée. En 1886, Mastin fait connaître sa pratique : après uréthrotomie externe il ferme la plaie à l'aide de 2 ou 3 sutures enchevillées faites avec des épingles introduites assez profondément pour accrocher les lèvres de l'incision uréthrale. La même année, à la Société de chirurgie, M. Championnière rejetait d'une façon absolue la réunion de l'urèthre et n'admettait que la suture des parties molles. La preuve n'est plus à faire de la valeur d'un tel procédé et nous avons montré les bénéfices que l'on pouvait en tirer après résection partielle. Mais ici les conditions sont tout autres, et nous ne voyons vraiment pas de raison à laisser béante cette plaie uréthrale. Elle est en effet longitudinale et les expériences de Reybard, la thèse plus récente de Fillay ont montré avec quelle merveilleuse rapidité ces boutonnières guérissaient même par seconde intention. Aussi proposons-nous dans ces conditions la suture de l'urèthre à points distincts, mais très rapprochés les uns des autres.

Il y a encore ici avantage comme dans la suture transversa. à ne prendre que le corps spongieux et son enveloppe fibreuse sans la muqueuse pour fermer plus hermétiquement le canal. Par-dessus, on réunira les parties molles du périnée à l'aide de deux plans de suture : quant aux autres détails de l'opération concernant le drainage et la sonde à demeure, ils ne différeront en rien de ce que nous avons déjà dit.

MM. Terrier, Etienne et Teziakoff (obs. 115, 116, 117), ont tous trois ouvert le périnée pour faire l'extraction, les deux premiers de corps étrangers introduits dans l'urèthre et le troisième d'un calcul. M. Terrier a fendu en long l'urèthre sur une étendue de 8 centim. a refermé cette incision par 9 points de catgut ne comprenant pas la muqueuse, et a laissé la plaie périnéale ouverte. Au niveau du point altéré par le corps étranger, quelques sutures lâchèrent et l'urine passa par cette voie ; néanmoins la guérison fut complète au bout de quelques jours. M. Etienne, après avoir incisé l'urèthre en arrière de sa traversée scrotale plaça trois catguts sur la plaie uréthrale et ferma le périnée avec des crins de Florence; la réunion fut complète, sauf au niveau de deux crins qui lâchèrent, mais il ne passa pas d'urine. Le cas de Teziakoff est plus complexe que les deux précédents ; son malade portait une fistule en arrière de laquelle le canal était considérablement dilaté jusqu'à la portion membraneuse. L'observation ne dit pas sur quelle partie porta la suture, mais il est probable qu'elle ne comprit que les téguments ; il y eut cependant réunion primitive.

2o Dans la seconde hypothèse c'est contre un urèthre malade qu'est dirigée l'uréthrotomie externe : celle-ci trouve surtout son indication dans les rétrécissements blennorrhagiques et principalement dans ceux qui sont infranchissables : après uréthrotomie externe sans conducteur, découverte du bout postérieur et introduction dans la vessie d'une sonde à demeure, le canal se présente sous la forme de bandelettes d'aspect grisâtre, de consistance un peu ferme, ne saignant pas et entre lesquelles on aperçoit la muqueuse de la portion sténosée. Ces deux bandelettes résultent de la division du corps spongieux ou du bulbe qui a subi à un degré plus ou moins avancé la transformation scléreuse caractéristique des rétrécissements blennorrhagiques. Si la lésion siège très près de la racine des bourses, en raison de la faible épaisseur du corps spongieux, on pourra en ce point se contenter d'une suture à étage du périnée comme à la suite d'une résection incomplète. Mais, et c'est le cas le plus fréquent, si le rétrécissement siège au voisinage du cul-de-sac du bulbe, les deux bandes de tissu scléreux qui résultent de la division du bulbe ont ici une largeur bien plus considérable. Au-dessous d'elle, les muscles bulbo-caverneux sont généralement atrophiés et il ne reste que la peau doublée de quelques minces feuillets conjonctifs incapables de fournir au nouvel urèthre une épaisseur suffisante.

Ce serait donc se priver d'un élément précieux que de négliger ces vestiges du bulbe toujours assez larges pour que le canal qui résultera de leur adossement ait des dimensions supérieures à la normale; on aura en outre un conduit régulier par sa paroi supérieure comme par sa paroi inférieure et hermétiquement clos.

Aussi, après introduction d'une grosse sonde qui servira en quelque sorte de moule, on suturera l'une à l'autre, à l'aide de catguts très rapprochés, les lèvres du bulbe divisé. Si la section longitudinale de l'urèthre dépassait en avant ou en arrière le point rétréci, on se comporterait ici comme en face d'un urèthre normal et cette partie serait fermée à l'aide d'une suture transversale passant immédiatement au-dessous de la muqueuse. Le reste de l'opération comprendra une suture à étage du périnée; et tous les autres détails relatifs au drainage et à la sonde à demeure trouveront encore ici leur application.

La réunion seule du périnée sans suture de l'urèthre a été pratiquée 6 fois (obs. 141, 148, 151, 154, 155, 160) et pour deux dans les plus mauvaises conditions. Gaillard (obs. 141) fit des délabrements incompréhensibles : ne trouvant pas le bout postérieur, sur son doigt introduit dans le rectum, il incisa, col vésical, prostate et sphincter anal de manière à ne constituer qu'une seule ouverture avec la plaie déjà faite au commencement de l'opération, puis il se contenta de réunir cette plaie dans sa moitié antérieure; la guérison, il est vrai, se fit attendre 6 mois, mais s'était maintenue un an plus tard.

Lallemand (obs. 148) fit une uréthrotomie externe pour rétrécissement consécutif à une ancienne taille périnéale et par huit points de suture réunit les téguments et les tissus sous-jacents. Le malade sortit porteur d'une petite fistule purulente mais ne laissant pas échapper d'urine. Des deux opérés de M. Guyon, l'un portait des lésions périnéales étendues qui empêchèrent de pratiquer une suture totale. Il fallut mettre un drain et la guérison fut de courte durée, car deux ans 1/2 plus tard, nous retrouvions l'un de ces malades encore porteur d'une fistule; l'autre, dont nous devons l'observation à notre ami le Dr Guillet se présentait au contraire dans des conditions beaucoup plus favorables; petite fistulette consécutive à un rétrécissement traumatique, uréthrotomie externe, suture à étage du périnée et réunion par première intention. Malgré toutes nos recherches, le résultat éloigné nous manque.

Dans les cas où l'urèthre a été compris dans la suture une seule obser vation diffère des autres, c'est celle de M. Le Dentu ; sur la sonde métallique, au moyen de fortes aiguilles courbes, il plaça 4 fils de fort catgut embrassant les tissus jusqu'au cathéter. La suture porta donc en arrière sur la partie bulbeuse de l'urèthre et en avant sur les parties molles du périnée. La réunion se fit sauf en un point fermé 4 jours plus tard.

La réunion par première intention a été observée à peu près dans la moitié des cas ; chez les autres opérés, il y a eu un peu de suppuration et quelquefois issue d'urine par la fistule, mais en somme le résultat immédiat a toujours été très satisfaisant.

Quant aux résultats éloignés, nous n'en possédons malheureusement que deux. L'un vieux de 3 mois, dû à M. Kirmisson n'a qu'une valeur très relative, l'autre plus sérieux nous a été communiqué par M. Sheild, il s'agit d'un malade de sa clientèle auquel il avait fait l'uréthrotomie avec suture à étage du périnée et qui est resté complètement guéri depuis plusieurs années.

CHAPITRE V

De la suture immédiate dans les ruptures traumatiques de l'urèthre.

Dans ce chapitre comme dans les précédents nous nous limitons exclusivement aux ruptures traumatiques de l'urèthre périnéal ; elles ont en effet une étiologie et une symptomatologie particulières, bien différentes de celles du pénis et de celles de la portion membraneuse.

La sonde à demeure qui fut pendant de longues années leur seul traitement a été enfin reconnue insuffisante et même dangereuse puisque Civiale écrivait que « la seule chose dont il faille se souvenir en pareil cas, c'est la réserve dans les tentatives de cathétérisme ». Mais c'est surtout depuis la discussion de la Société de chirurgie, en 1876, que les grandes lignes de cette thérapeutique sont tracées. Du mémoire de Cras, du rapport de M. Guyon, de la communication de M. Verneuil, il résulte que même dans les cas de moyenne gravité, le cathétérisme doit être repoussé comme dangereux et que l'intervention périnéale s'impose. Celle-ci comprend trois temps : l'incision du périnée, la recherche du bout postérieur et l'introduction dans la vessie d'une sonde à demeure.

L'incision doit être large, dépasser en avant et en arrière les limites de la tumeur et mettre complètement l'urèthre à nu ; elle permettra ainsi l'évacuation complète des caillots sanguins qui remplissent la poche et de l'urine qui s'y épanche fréquemment. M. Guyon conclut que l'uréthrotomie externe pratiquée immédiatement peut assurer le rétablissement du canal, mais il ajoute que le passage régulier des bougies est indispensable dans la suite. C'est donc admettre en principe l'apparition d'un rétrécissement à une date plus ou moins éloignée. Aussi croit-il qu'il y aurait au contraire intérêt, au lieu de laisser la plaie bourgeonner et se produire entre les deux orifices uréthraux une masse de tissu inodulaire, à rapprocher les parties divisées par le traumatisme et à tenter la réunion par première intention.

Une telle conduite s'applique à presque tous les cas. On a donné des ruptures traumatiques deux divisions basées l'une sur la symptomatologie, l'autre sur l'anatomie pathologique. Celle-ci comprend trois degrés; le premier appelé encore par Reybard, *rupture interstitielle*, caractérisé par un hématome siégeant dans les vacuoles du corps spongieux entre la muqueuse et l'enveloppe fibreuse intactes ; la deuxième, *rupture partielle*, où la muqueuse est plus ou moins atteinte; le troisième enfin comportant la déchirure de toute l'épaisseur des tuniques uréthrales ; c'est la *rupture totale* qui peut être elle-même incomplète ou complète.

Ces lésions correspondent au point de vue symptomatologique à trois sortes de cas : les cas légers, où la miction est possible, non douloureuse quelquefois précédée d'uréthrorrhagie ; les cas de moyenne gravité où la miction est difficile et l'hémorrhagie constante; les cas graves où la rétention est complète, le cathétérisme impossible, l'écoulement sanguin abondant et la tumeur périnéale énorme.

Les divers termes de ces deux classifications se correspondent et les symptômes laissent à peu près deviner la gravité de la lésion. Mais de tous ces signes, l'un a une importance considérable, c'est l'uréthrorrhagie qui indique tout au moins une rupture de la muqueuse, c'est-à-dire une condition éminemment favorable à la production d'un rétrécissement. Aussi après un traumatisme de cette région, avant même l'apparition de toute tumeur, chaque fois que la gêne de la miction s'accompagnera d'un écoulement sanguin assez abondant et de quelque durée, nous croyons qu'il y a intérêt à fendre largement le périnée pour porter remède à la lésion. Les chances de succès seront d'autant plus nombreuses que l'opération sera plus précoce ; il est important de ne pas donner à la collection le temps de s'infecter pour ne pas compromettre la réunion primitive.

Ce sont là les considérations qui ont guidé les opérateurs dans les 19 observations que nous avons pu recueillir. Ce chiffre eût été beaucoup plus considérable si nous avions voulu relever toutes les interventions hâtives par traumatisme. Mais n'ayant pas l'intention de reprendre l'anatomie pathologique de ces ruptures nous avons limité nos recherches aux cas où l'incision périnéale a été suivie de suture du canal ou du périnée. Et bien que nous ne voulions pas tirer des conclusions d'un groupe aussi minime de faits, nous avons été frappé de voir que sur ces 19 interventions, 16 avaient permis de constater chaque fois une rupture totale de l'urèthre avec écartement des deux bouts pouvant aller à 5 et 6 centimètres. Seuls les cas de M. Tédenat (obs. 176) et de Gilbert Barling (obs. 180 et 181) sont les seuls qui mentionnent une rupture incomplète. Tous ces faits sont encore un argument contre la simple uréthrotomie externe et plaident en faveur de la suture du canal.

Pour fermer la plaie uréthrale, on a le choix entre deux procédés ; l'un consiste à réunir en étage les parties molles du périnée sans l'urèthre, l'autre à rapprocher les deux orifices distants du canal et à les suturer. Le premier a été adopté d'abord par M. L. Championnière (obs. 165) qui a pu constater le maintien de la guérison 28 mois après : puis par M. Estor, de Montpellier qui, au bout de 22 mois, revoyait son malade en parfaite santé. Néanmoins nous donnons la préférence à la suture de l'urèthre lui-même. Dans les ruptures incomplètes, la lésion est transversale et siège, ainsi que l'a démontré M. Terrillon, sur la paroi inférieure ; elle est par suite facilement accessible ; dans les ruptures complètes, la section est également transversale et le plus souvent assez nette. Ces deux orifices seront alors suturés l'un à l'autre par des points de catgut très rapprochés mais ne passant pas à travers la muqueuse, et les parties molles et la peau du périnée seront réunies sur deux plans ; mais contrairement à ce que nous avons dit au sujet de la résection nous croyons qu'il serait prudent de drainer cette plaie pendant quelques jours. La sonde à demeure est de toute nécessité et sera changée fréquemment.

Dans ses expériences sur les chiens (nos 20, 21, 23) Hagler a, sauf de très légères modifications, suivi cette technique ; ses résultats sont bien concluants ; les trois chiens dont l'urèthre a été suturé après rupture ou contusion ont recouvré un calibre presque normal ; chez un autre (expérience 22) dont la plaie avait été laissée béante, il s'est rapidement constitué un rétrécissement très serré.

RÉSULTATS. — Parmi nos 19 observations, nous relevons un échec complet (obs. 74) où Socin dut quelques mois plus tard réséquer un rétrécissement et procéder à une nouvelle uréthrorraphie ; les 18 autres sont donnés comme des succès. Mais ici comme dans un chapitre précédent, nous regrettons de ne pouvoir être fidèle au programme que nous nous étions tracé, c'est-à-dire ne donner que des résultats éloignés. Sur ces observations nous ne trouvons que 5 succès complets ; les deux plus beaux sont incontestablement ceux de MM. Championnière et Estor ; dans les autres la guérison s'était maintenue au bout d'un an (obs. 168), 11 mois (obs. 169), 7 mois (obs. 178), 5 mois (obs. 174). Nous en possédons bien un vieux de 18 mois (obs. 166), mais à ce moment le malade portait encore une fistule. Dans trois autres cas (obs. 163, 167, 174) la guérison fut constatée 3, 4 et 5 mois après l'intervention. Ce laps de temps, quoique minime, n'est pas sans valeur pour des rétrécissements traumatiques dont l'apparition est habituellement si précoce.

N.

CONCLUSIONS

I. — L'incision précoce et le drainage *au plafond* des abcès urineux et des infiltrations constituent le meilleur traitement préventif des fistules périnéales.

Dans les fistules ou tumeurs urineuses anciennes, avec intégrité relative de l'urèthre, l'*excision*, le *grattage* et la *réparation par bourgeonnement* donnent d'excellents résultats. Nous préférons cependant la réunion primitive chaque fois qu'elle pourra être obtenue après avivement et suture.

II. — La résection de l'urèthre sera partielle et conservera toujours une bande de paroi supérieure ; les deux bouts du canal seront ensuite suturés l'un à l'autre si l'écartement n'est pas trop grand. Dans le cas contraire on aura recours à la suture à étage du périnée.

III. — Parmi les opérations plastiques on donnera la préférence au procédé de M. le professeur Guyon.

IV. — L'uréthrotomie externe sera suivie de la suture du canal et du périnée.

V. — Dans les ruptures traumatiques l'incision du périnée sera précoce et on suturera bout à bout le canal divisé.

PIÈCES JUSTIFICATIVES

I. — Expériences cadavériques.

Exp. 1 (personnelle). — Sujet jeune. Bougie 17. Incision périnéale et dissection attentive de tous les plans sous-cutanés. Résection d'un cylindre complet
d'urèthre long de 2 centim.; les deux bouts du canal s'écartent aussitôt de
45 millim. Il est néanmoins possible de les mettre au contact l'un de l'autre
sans tirer trop fortement, mais c'est l'antérieur qui fait presque tous les frais de
ce déplacement.

Suture à la soie, en commençant par la paroi supérieure. Chaque fil comprend l'enveloppe externe du corps spongieux et le corps spongieux lui-même,
mais ne traverse pas la muqueuse; neuf points sont nécessaires pour assurer
l'affrontement. Les organes génitaux sont alors enlevés, et l'urèthre ouvert sur
sa paroi supérieure. La bande uréthrale ainsi étalée, se présente sous la forme
d'un rectangle assez régulier, et au niveau du point suturé, la dimension transversale est la même que partout ailleurs. Ce point suturé est marqué par une
ligne transversale au niveau de laquelle les deux lèvres de la muqueuse, nullement déchiquetées, sont en contact parfait, sans laisser apercevoir les plans
sous-jacents : cette muqueuse n'est décollée en aucun point.

Exp. 2 (personnelle). — Cette expérience est la répétition de la précédente.
Nous avons réséqué 2 centim. du canal dont nous avons rapproché les bouts à
l'aide de dix fils de soie ne traversant pas la muqueuse. Après avoir fermé le
col vésical, injection dans le canal à une pression très modérée d'une certaine
quantité de cire fondue. Nous avons obtenu ainsi un cylindre à peu près régulier,
mesurant de 8 à 9 millim. de diamètre. Les dimensions sont les mêmes au
niveau du point correspondant à la ligne de suture, et celle-ci a laissé son
empreinte sous la forme d'une couronne d'aspérités saillantes qui dépassent à
peine de 1 millim. le plan général. L'urèthre étalé se présente avec le même
aspect que plus haut, c'est-à-dire qu'il a gardé, au niveau du point réséqué, sa
dimension transversale, et qu'entre les deux lèvres de la muqueuse, il existe à
peine un espace de 1 millim.

Exp. 3 (personnelle). — Le détail opératoire est le même que dans les expériences précédentes : résection d'un cylindre uréthral de même étendue, suture des deux bouts par dix points à la soie, qui traversent toute l'épaisseur des tuniques uréthrales, muqueuse comprise. Injection de cire; le moule ainsi obtenu est complètement interrompu au niveau de la ligne de suture. Celle-ci fait une forte saillie dans la lumière du canal ; elle est marquée par une série de dépressions et d'élevures. En outre, la palpation des couches profondes nous fait percevoir la présence d'une masse aplatie, indurée, qui enserre l'urèthre : c'est la matière à injection qui a fusé par les points de suture.

Exp. 4 (personnelle). — Même technique opératoire : résection d'un cylindre de 20 millim. ; écart des deux bouts qui dépasse 4 centim.

La suture est faite par un procédé spécial qui consiste à accoler l'une à l'autre les faces internes des segments uréthraux, à l'aide d'un fil en anse. Sept fils passant par conséquent chacun deux fois sont nécessaires pour obtenir un affrontement exact et une fermeture hermétique.

Injection de cire; à l'ouverture, nous trouvons un cylindre qui est réduit à une épaisseur de 3 millim. au niveau de la ligne de suture, et celle-ci se présente sous la forme d'une saillie linéaire arrondie, véritable bourrelet qui devait obturer complètement la lumière du canal.

Exp. 5 (personnelle). — Sujet de 60 ans : résection de la paroi inférieure de l'urèthre; la brèche ainsi faite au canal a une forme losangique; elle mesure 30 millim. d'avant en arrière et dans le sens transversal elle comprend plus de la demi-circonférence du canal, de telle sorte qu'il ne reste qu'une bande de la paroi supérieure large de 5 à 6 millim. A l'aide de 5 fils de soie montés sur des aiguilles de Hagedorn nous suturons sur la ligne médiane le tissu cellulaire péri-uréthral; les deux fils extrêmes l'antérieur et le postérieur accrochent le corps spongieux sans entrer dans l'urèthre. Un deuxième plan de suture est constitué par l'aponévrose inférieure et le tissu cellulaire sous-cutané. Enfin la suture de la peau permet en même temps de solidariser ces 3 plans superposés.

Incision de l'urèthre le long de sa paroi supérieure : le fait dominant est que la dimension transversale de cette bande uréthrale étalée est maxima au niveau du point où a porté la résection. Cette résection que nous avions faite losangique s'est transformée en une perte de substance presque circulaire mesurant 28 millim. dans le sens antéro-postérieur et 22 dans le sens transversal. Les bords en sont nets, taillés à pic et c'est à peine si de chaque côté il existe un petit décollement de 1 millim. entre ces bords et le plan sous-jacent formé par les parties molles du périnée réunies. Ce décollement n'existe pas à l'extrémité antérieure et postérieure où nous avions eu le soin de prendre le corps spongieux dans la suture.

Exp. 5 (personnelle). — Cette expérience a été pratiquée dans des conditions rigoureusement identiques à celles de la précédente. A la suite, injection de cire et le lendemain ouverture du canal le long de sa paroi supérieure, ce qui permet d'étaler l'urèthre. A 25 millim. en avant de la portion membraneuse, existe une perte de substance régulièrement circulaire ayant exactement le diamètre d'une pièce de 50 centimes. Tout autour la muqueuse se présente avec son aspect habituel : des deux côtés on voit deux bandes de muqueuse, vestiges de la paroi supérieure sectionnée longitudinalement. Tout autour de cette perte de substance, il n'existe aucun décollement, et il n'est en aucun point possible d'insinuer le bec d'une sonde cannelée. Le fond est rempli par une lame de tissu cellulaire au centre de laquelle on voit la ligne de suture ; celle-ci est parfaitement hermétique, puisqu'en aucun point il n'a fusé dans les plans sous-jacents de matière à injection. L'urèthre étalé paraît avoir sa plus grande dimension transversale au niveau du point réséqué. Les mensurations transversales pratiquées aux divers points de la longueur du canal donnent les résultats suivants :

Au niveau de ce qui était l'angle pénio-scrotal...... 18 millim.
Au niveau du cul-de-sac du bulbe................. 20 —
Au niveau de la portion membraneuse............. 10 —
Au niveau du point sur lequel a porté la résection... 23 —

En examinant le moule en cire qui a été extrait du canal, nous voyons qu'il reproduit très exactement les divers accidents de sa cavité. Toute la portion qui correspond à l'urèthre périnéal est régulièrement cylindrique ; elle mesure 9 millim. de diamètre et 10 au niveau du cul-de-sac du bulbe, et appendue à sa face inférieure se trouve une petite masse de cire du volume d'un haricot et qui semble avoir été en quelque sorte rapportée sur le cylindre du canal dont elle déborde le plan général de 2 à 3 millim. Elle a comme dimension 18 millim. dans le sens antéro-postérieur et 14 dans le sens transversal.

Exp. 7 (personnelle). — Résection d'un cylindre uréthral de 35 millim. : l'écart des deux bouts est de plus de 6 cent. Il faut pour les mettre au contact les disséquer sur une bonne étendue, mais malgré cette précaution le segment postérieur est peu mobile et c'est l'antérieur qui fait la majeure partie des frais du déplacement.

La réunion n'est faite qu'au niveau de la paroi supérieure par 4 points de suture à la soie qui intéressent la muqueuse en même temps que l'épaisseur du corps spongieux ; ces fils sont noués à l'intérieur du canal. La plaie uréthrale a alors une forme triangulaire à base inférieure et à sommet supérieur. Par-dessus, suture à étage du périnée, et suture de la peau. Nous constatons un raccourcissement marqué de la verge dont la base s'enfonce dans le scrotum.

Toutes les tentatives de réintroduction de la bougie olivaire échouent. Injection de cire fondue sous une pression très modérée. A l'ouverture du canal, nous constatons que la suture a tenu, mais le bout postérieur ne contient pas la moindre trace de matière à injection. Celle-ci forme dans le périnée une masse aplatie qui a entouré l'urèthre et a même contourné sa paroi postérieure.

II. — Expériences sur les animaux.

Exp. 8 (personnelle). — Jeune chien de 10 kilogr. Introduction dans le canal d'une bougie n° 9. Incision du périnée sur une longueur de 5 cent. ce qui permet de découvrir facilement l'urèthre qui est réséqué sur la totalité de la circonférence; le cylindre enlevé a 6 millim. de hauteur. Immédiatement les bouts s'écartent de 15 millim. ; on les amène facilement au contact; nous essayons alors le procédé de suture que nous avons décrit plus haut (expérience cadavérique n° 4).

Ce temps de l'opération est des plus difficiles en raison de l'étroitesse du canal, et nous n'arrivons à placer que 3 fils de catgut. Suture à étage du périnée au catgut, de la peau au crin de Florence. Le 4e jour, l'animal urine par la plaie.

Le 20 mars, 33 jours après l'opération, l'animal pisse presque entièrement par la verge, quelques gouttes à peine s'échappent par la fistule. Il existe une cicatrice très étroite, un peu saillante et à la partie moyenne un orifice fistuleux pouvant admettre une bougie n° 10.

L'autopsie n'a pas été faite, l'animal étant mort dans les premiers jours d'avril en notre absence de l'hôpital.

Exp. 9 (personnelle). — Gros chien noir. Introduction d'une sonde-bougie n° 12. Incision périnéale médiane de 5 centimètres. Résection d'un morceau de la paroi inférieure de 1 cent. comprenant transversalement la demi-circonférence du canal. Pour la reconstituer nous procédons à une suture à étage du périnée à trois plans; la sonde est laissée à demeure.

Le 5e jour, ablation de la sonde qui a provoqué une uréthrite assez intense.

Le 7e jour l'animal urine largement par la plaie; la désunion est complète, plusieurs points de suture ont coupé la peau. Le 17 mai l'urine continue à couler en totalité par le périnée, et à la partie antérieure persiste une fistule qui admet une bougie 15.

Exp. 10 (personnelle). — Même chien que pour l'exp. 9. L'incision de l'expérience précédente est fermée, il ne reste qu'une bande cicatricielle large de 3 à 4 millimètres présentant un orifice fistuleux; une sonde cannelée s'engage en avant et en arrière et donne la sensation d'une véritable cavité.

Nous avons tenté d'introduire des bougies dans la verge pour connaître le calibre du canal; toutes les tentatives de cathétérisme restent vaines, et les bougies les plus fines ne dépassent pas la région qui correspond à la fosse naviculaire. Il existe à n'en pas douter un rétrécissement infranchissable qui comprend peut-être toute la longueur du cylindre osseux de la verge et nous croyons qu'il y a lieu d'incriminer la sonde à demeure et l'uréthrite qu'elle a provoquée.

Nous pratiquons à l'urèthre, immédiatement au-dessus du cylindre osseux, en avant de la racine des bourses, une boutonnière dont les lèvres sont fixées à la peau par deux points de suture. Nous introduisons une bougie 12 qui pénètre dans la vessie avec une extrême facilité. Le canal n'a donc rien perdu de son calibre puisque c'est le même numéro que nous avons passé lors de notre première expérience.

Sur l'ancienne cicatrice du périnée nous faisons une nouvelle incision de 5 centim. et nous ouvrons l'urèthre. En aucun point, nous ne retrouvons de disposition rappelant celle d'un rétrécissement. Nous excisons la paroi supérieure respectée dans l'expérience précédente ; nous excisons également toutes les surfaces qui paraissent revêtues d'épithélium, et nous ne nous arrêtons qu'avec la certitude de n'avoir laissé qu'une surface cruentée, incapable de se réparer autrement que par bourgeonnement.

L'animal se remet rapidement et urine par ses fistules. Quatre mois plus tard, il est sacrifié ; la brèche faite en avant des bourses est restée largement perméable. Nous essayons d'introduire par cette voie une série de sondes, mais toutes sont arrêtées immédiatement en avant de l'orifice fistuleux périnéal, les plus fins instruments ne dépassent pas ce point. L'urèthre est alors incisé sur toute la longueur de sa paroi inférieure et nous constatons qu'il existe un rétrécissement presque complet au niveau du point sur lequel a porté la résection. En introduisant une sonde d'arrière en avant et une autre d'avant en arrière, on voit que leurs extrémités restent distantes de 5 à 6 millim. et sont séparées par une masse inodulaire. La portion pénienne est complètement oblitérée.

Exp. 11 (personnelle). — Chien de forte taille. Introduction d'une bougie nº 13. Incision périnéale et résection de la paroi inférieure de l'urèthre sur une longueur de 12 millim. ; suture à étage du périnée ; pas de sonde à demeure. La réunion ne s'est pas faite ; l'animal pisse par la plaie.

Six semaines après l'opération, l'animal est sacrifié. Le cathétérisme montre d'abord que le canal n'a rien perdu de son calibre puisque l'on introduit facilement une bougie nº 13. A l'examen du périnée il existe à droite de la ligne de réunion un orifice fistuleux ; l'urèthre est incisé le long de sa paroi supérieure et étalé. Cette bande uréthrale présente exactement au niveau du point réséqué la même dimension transversale que partout ailleurs. Cette portion réséquée de forme ovalaire à grand axe antéro-postérieur mesure à peu près 8 millim. ; dans le sens transversal elle a à peu près 6 millim. et de chaque côté on aperçoit les deux bandes de muqueuse uréthrale saine qui sont les vestiges de la paroi supérieure. A la partie la plus antérieure existe un orifice fistuleux d'aspect infundibuliforme et correspondant avec le clapier périnéal.

L'examen histologique de cette cicatrice fait par M. Jean Hallé est fort intéressant. Il a montré que cette pièce mise à l'urèthre et formée uniquement de tissu cellulaire, s'était en six semaines recouverte d'une couche épithéliale. Cet épithélium de nouvelle formation n'appartient pas au type cylindrique de l'épithélium uréthral normal, mais présente tous les caractères d'un épithélium pavimenteux stratifié.

Exp. 12.—HAGLER. *Deutsch. Zeit. für Chirurgie*, Bd XXIX, Heft 4. — Chien de forte taille. Bougie n° 15. Incision médiane de 7 centim. Le canal est incisé longitudinalement dans une étendue de 25 millim. De la partie moyenne de cette incision longitudinale partent deux incisions transversales de 7 millim. L'incision transversale est suturée par deux points de catgut qui passent à travers la muqueuse, et l'incision longitudinale par quatre points. Réunion de la plaie cutanée.

Les jours suivants, la miction se fait en partie par le méat, en partie par le périnée. Deux mois plus tard, la cicatrisation étant complète, l'animal est sacrifié ; la cicatrice externe est accolée à l'urèthre, la cicatrice de la muqueuse uréthrale forme des plis à peine appréciables. Pas de rétrécissements ; simple dépression de la muqueuse.

Exp. 13.—HAGLER. *Deutsch. Zeit. für Chirurgie*, Bd XXIX, Heft 4.—Petit chien dont l'urèthre admet une sonde n° 7. Incision médiane de 5 centim. de la racine du scrotum à l'anus. L'urèthre est sectionné sur toute sa circonférence. Après avoir fait sur chaque segment une incision longitudinale, réunion des deux bouts de l'urèthre au catgut, muqueuse comprise. Au périnée, l'angle antérieur de la peau est réuni par une suture et le postérieur reste ouvert. Pas de sonde à demeure.

Le 10 mai, le chien pisse par le méat, quelques gouttes seulement sortent par la plaie du périnée ; à partir du 13 mai, toute l'urine passe par le méat et le 18 mai la plaie est cicatrisée.

L'urine sort toujours par le méat et le cathéter n° 7 est introduit sans difficulté.

Exp. 14.—HAGLER. *Deutsch. Zeit. für Chirurgie*, Bd XXIX, Heft 4). — Jeune chien de taille moyenne, sonde n° 10 ; manuel opératoire analogue à celui de l'expérience n° 12, mais il n'est fait aucune suture du périnée.

Du 13 au 18 mai l'urine s'échappe en totalité par la plaie périnéale, puis en partie seulement et le 30 mai elle passe toute par la verge. Un cathéter n° 10 butte contre un obstacle qui est bientôt franchi.

Dès les premiers jours de juillet le chien est sacrifié. La cicatrice de la peau est adhérente à l'urèthre. Au niveau de l'incision, on trouve dans la circonférence supérieure une cicatrice de 4 millim. de large faiblement proéminente.

Exp. 15.— PAOLI ERASME. *Clinica Chirurgica propeˆ'eutica dell' Università di Perugia*, juin 1891, p. 1. — Gros chien. On excise un cylindre de 1 centim. 1/2. Suture des deux extrémités de l'urèthre à l'aide de catguts passés au-dessous de la muqueuse. En bas, petite ouverture pour éviter l'infiltration. La plaie cutanée est réunie.

9 mois après, le chien est sacrifié, il existe un rétrécissement peu serré au niveau de la suture. La muqueuse de la paroi supérieure offre en ce point son aspect normal.

EXP. 16. — PAOLI ERASME (*loc. cit.*). — Chien noir; on excise 1 cent. de corps spongieux et d'urèthre; le segment postérieur est solidement encastré dans l'aponévrose moyenne; suture des 2 bouts à l'aide de 5 points de catgut; les téguments sont réunis. Le lendemain l'urine passe en totalité par la plaie périnéale.

Les jours suivants, la suture de l'urèthre tient, la plaie se comble rapidement.

Deux mois après, l'animal est sacrifié, la plaie est fermée. Au niveau de la ligne de résection il existe un rétrécissement très serré long de quelques millimètres.

EXP. 17. — PAOLI ERASME (*loc. cit.*). — Chien de moyenne grosseur; on excise un cent. de la paroi inférieure de l'urèthre. Réunion complète de cette plaie uréthrale par suture au catgut. Les téguments ne sont réunis que dans la moitié inférieure. Les jours suivants, infiltration d'urine et sphacèle, mais la plaie se comble rapidement. Un mois après, l'animal est sacrifié, la réunion est parfaite; à l'ouverture du canal, on ne trouve pas trace de rétrécissement.

EXP. 18. — PAOLI ERASME (*loc. cit.*). — On répète l'excision de la paroi inférieure de l'urèthre sur une étendue de 1 centimètre environ. Réunion avec 3 points de catgut passant dans le corps spongieux, puis suture serrée des tissus péri-uréthraux. La plaie cutanée est fermée avec des fils et du collodion.

Les jours suivants, la plaie paraît fermée, le chien urine en totalité par le méat; quand on le sacrifie, on ouvre la plaie cutanée fermée, l'urèthre présente encore inférieurement une petite fissure où la réunion n'est pas faite.

A l'ouverture du canal, la muqueuse est rouge et épaissie au niveau de la cicatrice et paraît normale.

EXP. 19. — PAOLI ERASME (*loc. cit.*). — Résection totale de l'urèthre sur un gros chien; la réunion échoue totalement et il se constitue rapidement un rétrécissement cicatriciel avec rétention incomplète; la pièce n'a pas été examinée.

EXP. 20. — HAGLER. *Deutsch Zeit. für Chir.*, Bd XXIX, Heft 4. — Chien de taille moyenne. On essaie de produire une rupture de l'urèthre à l'aide d'un morceau de bois insinué dans l'angle sous-pubien, et la difficulté que l'on éprouve à introduire un cathéter montre que l'urèthre est lésé.

Immédiatement après, incision périnéale médiane de 5 centim. qui conduit dans une poche sanguine où l'on trouve l'urèthre contusionné; celui-ci est alors incisé transversalement au niveau du point contus extravasations sanguines sous la muqueuse qui est cependant intacte. Les deux lèvres sont alors

suturées comme chez le chien n° 12 et le périnée n'est réuni que dans sa
moitié antérieure. Sonde à demeure. A la suite, désunion de la plaie périnéale
et issue d'urine par cette voie qui se ferma 20 jours plus tard.

Cinq semaines après l'autopsie montrait une cicatrice périnéale souple dans
sa partie antérieure, adhérente dans sa moitié postérieure. La cicatrice de la
muqueuse uréthrale était à peine appréciable à la partie supérieure, dans la
demi-circonférence inférieure, elle avait 2 millim. de large.

EXP. 21. — HAGLER. *Deutsch Zeit. für Chir.* Bd XXIX, Heft 4. — Chien
petit ; on produit une contusion de l'urèthre par le même procédé que chez le
chien n° 20. Incision périnéale qui fait découvrir une collection sanguine ; il
existe en outre un point contus sur la muqueuse. Cathéter à demeure fixé
à la peau. Incision transversale de l'urèthre au niveau de la rupture et suture
au catgut. Pas de réunion du périnée.

Le troisième jour, toute l'urine passe par la plaie périnéale jusqu'à la fin de
la 3e semaine, époque à laquelle la cicatrisation est complète.

Le chien est sacrifié : dans la circonférence supérieure de l'urèthre, on voit
une cicatrice légèrement proéminente, large de 2 millimètres. A la partie inférieure la muqueuse est déprimée en entonnoir.

EXP. 22. — HAGLER. *Deutsch. Zeit für Chirurgie,* Bd XXIX, Heft 4. —
Gros chien ; on essaye encore de contusionner l'urèthre. Il est impossible de
produire une rupture ; incision médiane du périnée de 7 centimètres qui permet
de prendre l'urèthre dans les branches mousses d'une large pince dont la fermeture produit une contusion transversale.

Il n'est pas fait de suture à l'urèthre ni au périnée ; pas de sonde à demeure.

Huit jours après l'urine commence à couler en partie par le méat et bientôt
elle passe en entier par sa voie naturelle. Pendant les 3 mois suivants le chien se
porte bien et la plaie du périnée reste fermée, mais le canal n'admet qu'un
cathéter anglais n° 12, et le 29 septembre le chien est sacrifié. On trouve à
l'autopsie que la cicatrice périnéale est très adhérente à l'urèthre. Celui-ci
est entouré d'un tissu cicatriciel de la grosseur d'une noisette. A l'intérieur
de l'urèthre, on trouve sur la paroi supérieure une masse cicatricielle de
3 millim. proéminant dans la lumière du canal ; la muqueuse de la paroi
inférieure est déprimée.

EXP. 23. — HAGLER. *Deutsch. Zeit. für Chir.* Bd XXIX, Heft 4. — Gros
chien ; avec la même pince que précédemment on produit une contusion totale de
l'urèthre ; l'écartement des bouts est presque de 1 centimètre 1/2. Incision longitudinale longue de 1 cent. 1/2, sur la paroi inférieure pour faciliter la suture.
Celle-ci est faite à l'aide de fils de catgut qui comprennent toute l'épaisseur
de l'urèthre, même la muqueuse. La plaie cutanée est fermée dans l'angle supérieur ; sonde à demeure. Trois mois après la guérison est complète et la plaie
fermée.

III. — Observations.

A. — Infiltrations et abcès par incision et drainage.

Obs. 1 (personnelle). — *Rétrécissement blennorrhagique ; infiltration d'urine. Incision et drainage ; uréthrotomie interne. Guérison.* — L..., cantonnier, âgé de 55 ans, entre salle Velpeau (service de M. le professeur Guyon), le 29 décembre 1890. Première blennorrhagie à l'âge de 25 ans ; depuis, il a été dilaté à plusieurs reprises. Il entre avec un abcès urineux et un début d'infiltration d'urine. L'infiltration est limitée et le toucher rectal permet de sentir au-dessus et à gauche du sphincter une énorme masse dure en forme de pilier ; l'infiltration aurait donc envahi l'étage moyen ? Le malade est fébricitant, bien que la vessie se vide. On pratique immédiatement des débridements latéraux et une large incision périnéale. Un décollement remonte à gauche jusqu'à la racine de la verge. Drain de plafond.

17 janvier 1891. Uréthrotomie interne. Suites régulières ; les drains sont retirés dans les derniers jours de janvier, la dilatation se fait bien, et le 23 février le malade sort avec un périnée complètement fermé ; son canal admet le béniqué n° 40.

Obs. 2 (personnelle). — *Rétrécissement blennorrhagique. Tumeur urineuse. Incision et drainage. Uréthrotomie complémentaire. Guérison.* — M..., 54 ans, entré le 20 janvier 1891, a eu deux blennorrhagies ; les premières atteintes de rétrécissement semblent remonter à 1874. En 1887, il a été uréthrotomisé par M. Guyon, et depuis a eu 3 abcès urineux. Il entre avec un véritable clapier périnéal ; toute la région est occupée par une masse rouge et indurée. Le canal présente une série de rétrécissements qui laissent passer une bougie n° 16.

28 janvier. Uréthrotomie complémentaire d'arrière en avant. Large incision de la tumeur périnéale et excision de chaque côté d'une masse cicatricielle ; on ne voit pas la sonde au fond de la plaie : drain de plafond. Le 8 février on retire la sonde et le 15 le drain ; il ne passe plus d'urine par la fistule. On arrive rapidement au béniqué 40, et le malade sort complètement guéri le 20 février.

Obs. 3 (personnelle). — *Rétrécissement blennorrhagique. Abcès urineux. Incision et drainage. Uréthrotomie interne. Guérison.* — B..., 60 ans, entré à Necker le 28 janvier 1891, a eu une blennorrhagie il y a 40 ans et au commencement de l'année une rétention passagère. Dans les derniers jours de novembre 1890, est survenu un abcès périnéal qui a été ponctionné plutôt qu'incisé. Il est resté une fistule qui laisse échapper quelques gouttes d'urine à chaque miction.

A l'entrée, on commence la dilatation, mais au bout de 8 jours on ne peut dépasser le n° 14 et le 11 février, M. Guyon pratique une uréthrotomie d'arrière en avant. Le même jour, incision médiane de la tumeur périnéale et excision de deux masses cicatricielles ; drainage d'un décollement qui remonte jusqu'à la face antérieure du scrotum.

Le 23 février, ablation du drain, la cicatrisation marche régulièrement ; le 27 on enlève la sonde à demeure, l'urine ne passe plus par le périnée et le malade sort le 8 mars complètement guéri. Bénique 45.

Le 1er septembre nous revoyons le malade qui a continué à se faire dilater, son périnée est très souple et parfaitement fermé ; on passe le bénique 50.

Obs. 4 (personnelle). — *Rétrécissement blennorrhagique. Abcès urineux. Incision et drainage. Uréthrotomie interne. Guérison.* — D..., 53 ans, entre le 6 février 1891 salle Velpeau ; avec un vieux rétrécissement blennorrhagique. En 1887, il a eu un abcès urineux. Depuis septembre 1890 il n'a subi aucune dilatation ; les symptômes du rétrécissement ont reparu et depuis une quinzaine de jours son périnée est gonflé et douloureux. A son entrée, on constate en effet un abcès urineux ouvert incomplètement dans l'urèthre. Les reins sont normaux, mais la vessie ne se vide pas et le canal n'admet qu'une bougie filiforme.

Le 9 février M. Guyon ouvre largement l'abcès urineux par une incision médiane avec un petit débridement à gauche ; du même côté existe un prolongement qui remonte jusqu'à la racine du pénis et dans lequel on met un drain de plafond. Le 14 février, uréthrotomie interne et sonde à demeure ; le 27, suppression du drain et le 15 mars de la sonde à demeure.

La dilatation se fait régulièrement ; elle atteint rapidement le bénique 50 et le 23 mars le malade sort avec un périnée complètement fermé.

Obs. 5 (personnelle). — *Coopérite. Abcès périnéal et fistule consécutive. Grattage. Guérison.* — M..., 18 ans, a eu en février 1890 une blennorrhagie qui a duré six semaines mais qui n'a jamais complètement guéri.

En juillet 1890, abcès au périnée ouvert sur la ligne médiane, mais qui n'a jamais cessé de sécréter. Il n'existe pas trace de rétrécissement. Un stylet introduit dans la fistule périnéale pénètre à deux ou trois centimètres sans rencontrer le cathéter.

Le 28 février, chloroforme ; la fistule est largement incisée, les lèvres soigneusement grattées à la curette ; on ne sent pas l'urèthre. Sonde à demeure.

Le malade a ainsi gardé la sonde à demeure pendant 15 jours et s'est sondé pendant un mois même après sa sortie de l'hôpital. A ce moment la guérison n'était pas complète et de temps à autre quelques gouttes d'urine trouvaient encore passage.

Revu le 29 août 1891 : la guérison est complète.

Obs. 6 (personnelle). — *Rétrécissement blennorrhagique. Abcès urineux. Infiltration d'urine. Incision. Uréthrotomie interne.* —

S..., 45 ans ; à 23 ans blennorrhagie et à 30 ans premiers symptômes de rétrécissement pour lequel il n'a plus été dilaté depuis 5 ans. Depuis 10 jours œdème des bourses.

A son entrée, le 13 mars 1891, le scrotum a le volume d'une tête d'enfant ; la verge, la région sus-pubienne et la face interne des cuisses sont œdématiées ; la palpation fait découvrir au niveau de la racine des bourses une tumeur située sur la ligne médiane. Les plus fines bougies sont arrêtées dans la portion périnéo-scrotale.

Le 14 mars, chloroforme, large incision périnéale médiane qui donne issue à une énorme quantité de pus et d'urine. M. Guyon trouve de chaque côté de l'urèthre un décollement qu'il draine.

Le 26 mars on passe une bougie filiforme et le 28 on pratique l'uréthrotomie interne ; le 22, uréthrotomie complémentaire. La sonde est laissée à demeure pendant 40 jours et le drain pendant 32 ; la dilatation marche rapidement et le 21 mai le malade veut sortir. Son canal admet le béniqué 34, mais il passe encore quelques gouttes d'urine par la plaie périnéale. Revu le 1er octobre complètement guéri.

Obs. 7 (personnelle). — *Rétrécissement blennorrhagique. Cystite et pyélite double. Abcès urineux. Incision et drainage. Guérison.* — S..., 34 ans, première blennorrhagie en 1880. Dès le début, il a eu des phénomènes de cystite. Il entre avec une pyélite double, des urines très purulentes et il pisse 50 fois par 24 heures. Depuis 8 jours il éprouve des douleurs dans le périnée et porte à ce niveau une grosseur. On constate en effet un rétrécissement périnéal laissant passer une bougie 14 ; il existe en outre une collection considérable occupant tout le périnée et fusant vers la fesse droite. Large incision périnéale et contre-ouverture fessière qui donne issue à une quantité considérable de pus et de tissu cellulaire sphacélé ; drainage d'un décollement situé à droite.

L'élimination est lente, mais la réparation est assez rapide, la plaie a un fort bel aspect. Ablation des drains 15 jours après. Le malade sort le 16 mai ; il reste une petite fistule, mais son canal est encore très étroit, et on ne peut passer qu'un n° 15.

Revu le 1er juin 1892, la fistule persiste. Bougie 15.

Obs. 8 (personnelle). — *Rétrécissement de l'urèthre. Abcès urineux. Incision et drainage. Guérison.* — R..., 24 ans, entré le 11 avril 1891, salle Velpeau, n'accuse, dans ses antécédents, ni écoulement, ni traumatisme. 15 jours avant son entrée, il a été pris de rétention aiguë pour laquelle un médecin a pratiqué assez facilement le cathétérisme et découvert en même temps une tumeur périnéale qui occupe toute la moitié antérieure du périnée. L'incision donne issue à une grande quantité de pus, l'urèthre est disséqué sur une étendue de plusieurs centimètres, et un prolongement remonte à gauche, jusqu'à la racine de la verge. Drainage et pansement habituels.

Huit jours plus tard, nous explorons le canal avec la boule n° 20, et constatons au retour un ressaut des plus nets. Quelques gouttes d'urine passent par la fistule.

Le 26, suppression du drain et dilatation. Le 2 mai, le malade sort guéri. Béniqué 50.

Obs. 9 (personnelle). — *Rétrécissement blennorrhagique. Abcès urineux. Incision et drainage. Dilatation. Guérison.* — P..., 38 ans, entré le 14 avril 1891, salle Velpeau, n° 9; a eu une blennorrhagie il y a 14 ans, et depuis 18 mois, accuse une gêne notable dans la miction.

Il y a quinze jours, frisson, douleur dans la fesse et le périnée et apparition d'une tumeur entre les bourses et l'anus. Le lendemain, M. Guyon incise cet abcès urineux; le pus est assez profond, il n'existe qu'un petit décollement latéral qui siège à gauche et qui ne remonte pas très haut; drain de plafond, la cavité se prolonge en arrière jusqu'au rectum.

24 avril. L'exploration du canal fait découvrir une longue série de rétrécissements que la boule 10 franchit assez aisément; le 29, on enlève le drain et on commence la dilatation. Le 11 mai, il passe quelques gouttes d'urine par la fistule; on met une sonde à demeure, mais elle n'est pas tolérée et est retirée au bout de 48 heures. La dilatation se poursuit.

Sort le 20 mai, complètement guéri; fistule fermée. Béniqué 36. Revu le 2 septembre, périnée complètement fermé. Béniqué 50.

Obs. 10 (personnelle). — *Rétrécissement blennorrhagique. Abcès urineux et infiltration d'urine. Incision, drainage. Uréthrotomie interne. Guérison.* — Henri C..., 50 ans, entré le 27 avril 1891, salle Velpeau, a eu déjà une infiltration d'urine.

Le 24 avril, un médecin pratique un cathétérisme qui est suivi de difficultés de miction, et le lendemain, apparaît une augmentation de volume du scrotum, en même temps qu'une tumeur au périnée.

Le 28, les bourses ont la grosseur d'une tête d'enfant, le périnée est considérablement augmenté de volume; légère induration de la région sus-pubienne; rien aux cuisses ni au fourreau de la verge; la vessie remonte à deux travers de doigt au-dessus de l'ombilic. Dans la journée, on fait deux ponctions de la vessie. Le lendemain, M. Guyon incise cette énorme collection périnéale, draine un décollement remontant très haut à gauche et fait deux débridements latéraux sur les bourses.

Les jours suivants, l'œdème scrotal diminue, la plaie bourgeonne et a très bon aspect.

Le 5 mai, M. Guyon pratique l'uréthrotomie interne, d'avant en arrière; sonde n° 17. Cette sonde est restée à demeure jusqu'au 17 juin, date à laquelle on a retiré le drain. La plaie se ferme, et le 4 juillet, le malade sort guéri; son périnée est complètement fermé, et on lui passe avec la plus grande facilité un béniqué 46.

Revu le 4 septembre 1891. Il a subi, depuis sa sortie, deux séances de dilatation, le périnée est parfaitement souple et complètement fermé. Béniqué n° 50.

Obs. 11 (personnelle). — *Rétrécissement blennorrhagique. Abcès urineux. Incision et drainage. Uréthrotomie d'arrière en avant. Guérison.* — B..., 56 ans, entré le 12 mai 1891, salle Velpeau, a eu, il y a 7 ou 8 ans, un écoulement qui a duré plusieurs mois. L'explorateur n° 15 passe, et au retour, accuse deux ressauts, l'un à la partie antérieure du périnée, l'autre dans la portion pénienne. Dans la traversée des bourses, on trouve une induration du volume d'un œuf et dont le début ne remonte pas à plus de 5 à 6 jours. Incision par la face antérieure ; drainage d'un petit décollement ne remontant pas très haut à gauche.

Le 26 mai on supprime le drain, et le 30 la cicatrisation est complète. Le 7 juin uréthrotomie d'arrière en avant. Sonde à demeure et précautions habituelles. A la sortie bougie n° 20.

Obs. 12 (personnelle). — *Rétrécissement. Abcès urineux. Incision et grattage de la poche. Uréthrotomie interne.* — P..., entré le 12 juin 1891, salle Velpeau. Ni blennorrhagie (?) ni syphilis (?) ; porte cependant encore aux jambes des taches cuivrées assez significatives.

Il y a 18 ans, il rendit par l'urèthre quelques petits calculs ; à peu près à la même époque quelques hématuries légères ainsi que des besoins fréquents d'uriner (20 à 25 fois par jour) qui ont reparu depuis quelques années en même temps qu'un trouble des urines. On soupçonne une cystite tuberculeuse.

Le rein droit est un peu gros. Le canal présente une série de rétrécissements qui commencent à la partie moyenne de la région pénienne ; on ne peut passer qu'une bougie filiforme qui est laissée à demeure.

Le lendemain la miction est difficile et douloureuse.

Le 23, nous trouvons un abcès urineux occupant la moitié antérieure du périnée ; il est ouvert le lendemain par une longue incision médiane qui donne issue à une grande quantité d'urine. Il existe deux décollements, l'un en arrière allant presque jusqu'au rectum, l'autre à gauche, allant vers la racine de la verge dans lequel on met un drain de plafond. Le bulbe est disséqué et sur le côté gauche de cette portion de l'urèthre l'urine sourd. Pendant toute la durée du mois de juillet, les tentatives de cathétérisme restent vaines, le rétrécissement est cependant franchi le 22 juillet par une bougie armée sur laquelle M. Guyon pratique le 24 l'uréthrotomie interne. Le 28, on retire le drain de plafond.

Pendant le mois d'août malgré la dilatation, l'urine continue à couler par la fistule et la cicatrisation ne se fait pas. C'est alors que M. Guyon propose une deuxième intervention chirurgicale.

Le 25 août. Chloroformisation. Béniqué 44. Une sonde cannelée introduite par la plaie s'enfonce très profondément en arrière vers le rectum. Une longue incision du périnée confirme les renseignements fournis par le cathéter ; en haut le doigt est compris entre le corps caverneux gauche et l'urèthre. Celui-ci est d'une minceur extrême; au contraire toute la face externe de cette cavité est recouverte d'un tissu cicatriciel blanchâtre et dur qui est excisé ; on ne peut songer à pratiquer le même avivement sur l'urèthre en raison de son extrême minceur : sa face externe est simplement grattée, toute la surface est légèrement touchée au thermocautère. Sonde à demeure, pansement compressif. Pas de suites opératoires. Apyrexie, la sonde fonctionne bien.

6 septembre. La plaie est recouverte de bourgeons charnus de belle apparence. La sonde est toujours à demeure, mais il passe une certaine quantité d'urine.

Le 10. Le travail de granulation paraît arrêté ; au lieu de bourgeons charnus roses et de bonne apparence, on trouve des fongosités. L'urine filtre toujours.

Le 20. Le malade a un certain degré de dyspnée. L'auscultation révèle dans la fosse sus-épineuse droite une expiration prolongée et quelques râles sous-crépitants très fins. Dans les premiers jours d'octobre il sort dans le même état.

Obs. 13 (personnelle). — *Rétrécissement blennorrhagique. Abcès urineux. Incision et drainage. Uréthrotomie interne. Guérison.* — A..., 52 ans, entré le 4 août 1891, salle Velpeau. A 20 ans, blennorrhagie qui a duré plusieurs années. Il y a 5 ans difficultés de la miction; il y a 4 ans, M. Chevallereau lui a ouvert un abcès urineux, et a pratiqué une opération qui semble avoir été une uréthrotomie interne. Dans la première quinzaine de juillet nouvelle grosseur au périnée. A son entrée on trouve la région rouge, saillante des 2 côtés et douloureuse à la pression mais non fluctuante ; au centre cicatrice linéaire sans orifice fistuleux. Le canal n'admet qu'une bougie filiforme.

5 août. Incision médiane de la racine des bourses au voisinage de l'anus ; on traverse ainsi une épaisseur de près de 4 cent. sans rencontrer de foyer ; finalement il s'écoule un verre à liqueur de pus infiltré, mais non collecté ; léger décollement à gauche. Drain au plafond et sonde à demeure. Le lendemain l'état local est déjà bien meilleur ; le périnée est moins saillant et moins douloureux, il ne s'écoule pas d'urine. Le 9, ablation du drain. Le 17, uréthrotomie interne, sonde à demeure pendant 5 jours. Dilatation facile, béniqué 44. Il ne passe pas d'urine par le périnée. Le malade sort guéri le 31 août.

Obs. 14. (personnelle). — *Rétrécissement blennorrhagique. Abcès urineux ancien. Clapier périnéal. Uréthrotomie interne. Libération externe de l'urèthre. Réunion secondaire. Guérison.* — B..., 45 ans, entré le 4 août 1891, salle Velpeau. A 23 ans, blennorrhagie qui a duré 5 ou 6 mois et depuis 4 ou 5 ans la miction est difficile. Il y a quinze mois, il entra dans le service pour un abcès urineux qui fut incisé par M. Albarran; mais en l'absence de M. Guyon, le malade refusa de laisser toucher à son canal. Le périnée est resté fermé, dit-il, pendant quelque temps, mais il s'est ouvert à nouveau ; la sécrétion est abondante au point que le malade est obligé de se garnir de serviettes : l'urine passe en grande quantité par cette voie.

Scrotum dur, œdémateux, du volume d'une tête de fœtus. Dans les anfractuo-
sités siègent des fistules multiples, laissant sourdre un liquide urineux et puru-
lent. Les orifices principaux disposés par paires et presque symétriques siègent :
deux à la face antérieure du scrotum de chaque côté de l'angle pénio-scrotal,
deux autres à la face postérieure. Ceux du côté droit sont plus larges que ceux
du côté opposé ; on ne les explore pas, cette partie de l'examen devant constituer le premier temps d'une intervention qui s'impose. Le périnée est également rouge, tendu et douloureux à la pression. L'exploration du canal donne
les renseignements suivants : la boule 13 est arrêtée dans la portion pénienne,
la boule 8 à la partie antérieure du périnée et plus profondément on ne peut
franchir qu'avec une bougie filiforme.

20 août 1891. M. Guyon pratique l'uréthrotomie interne d'avant en arrière
et met à demeure une sonde à bout coupé n° 19. Le malade étant placé dans la
position de la taille, il explore d'abord les fistules rétro-scrotales. La droite
oblique en arrière et vers la ligne médiane est la plus large et la plus profonde.
La sonde cannelée entre presque jusqu'à son pavillon. La gauche a un trajet qui
converge vers celui de la première, mais un stylet qu'on y introduit ne rencontre
pas la sonde cannelée.

Incision périnéale médiane qui divise une épaisse couche d'un tissu dur et
lardacé ; au bout d'un certain temps, le bec de la sonde cannelée est mis à
découvert et en ce point il existe une première cavité dans laquelle viennent
s'ouvrir les deux fistules rétro-scrotales. La partie profonde de ce clapier est
formée par un noyau cicatriciel d'un tissu analogue à celui qui a déjà été
divisé ; il est excisé à l'aide de ciseaux courbes et met à nu une masse fon-
gueuse. Ces fongosités sont grattées avec soin à l'aide de la curette et il est
alors facile de se rendre compte de la situation exacte qu'elles occupaient. On
sent avec le petit doigt et on voit même avec la plus grande netteté une cavité
limitée en dehors et en arrière par la branche ischio-pubienne droite et en
dedans par la paroi uréthrale au travers de laquelle on perçoit la résistance de
la sonde. Ce décollement monte jusqu'à la face supérieure de l'urèthre, mais ne
la contourne pas. C'est sans nul doute en ce point que se trouve la fissure
uréthrale, mais il est impossible de l'apercevoir et la sonde, bien que sentie
avec le doigt, est recouverte de tout point. A gauche, rien de semblable ; la
paroi uréthrale n'est pas ainsi disséquée. L'exploration des autres trajets
devient alors facile. Dans ce clapier profond vient s'ouvrir la fistule que nous
avons signalée sur la moitié droite de la face antérieure du scrotum ; mais à la
partie moyenne de son trajet elle se bifurque et présente un embranchement qui
traverse obliquement le scrotum pour aboutir à l'orifice que nous avons signalé
à gauche de la racine de la verge. Circonscrivant alors dans une même incision
circulaire ces deux fistules anté-scrotales, M. Guyon extirpe en totalité ce
trajet bifurqué. Ce temps de l'opération est rendu difficile par le voisinage des
tuniques vaginales. La large plaie qui résulte de cette ablation communique
alors largement avec le foyer périnéal. Excision de quelques noyaux cicatriciels
jusqu'à ce que le doigt ne perçoive plus en tout point que des tissus parfaitement souples ; grattage soigné de toute la paroi, le décollement juxta-uréthral

N.   5

étant l'objet d'un soin tout particulier. Attouchement superficiel au thermocautère et au chlorure de zinc. Deux gros drains entrent de chaque côté de la verge et sortent par le périnée. Quelques points de suture au crin de Florence sont passés, 3 profonds à l'angle postérieur de l'incision périnéale et 5 superficiels pour réunir les lèvres de la plaie scrotale. Pansement compressif.

Dans la journée, il s'écoule un peu de sang qui tache le pansement, dont les pièces superficielles sont changées le soir même; les jours suivants le malade est apyrétique.

28 août. L'état est des plus satisfaisants; la plaie granule bien, pansement tous les deux jours, on change également la sonde à demeure, l'urine ne passe pas par le périnée. Les jours suivants l'état se maintient aussi satisfaisant, la sonde est à demeure et le malade n'est pas mouillé.

Le 10 septembre, ablation des drains qui sont serrés par les bourgeons charnus. Le 12, on retire la sonde à demeure, le malade se sonde lui-même chaque fois qu'il a besoin de pisser. Le 22, il pisse pour la première fois sans sonde et l'urine ne coule pas par la fistule. Le 28, le malade part pour Vincennes, il ne reste au périnée qu'une petite surface bourgeonnante qui ne laisse pas passer d'urine et le canal admet une bougie n° 20.

Obs. 15 (personnelle). — *Rétrécissement blennorrhagique. Abcès urineux. Incision et drainage. Guérison.* — R..., 55 ans, entre salle Velpeau le 22 août 1891. A 19 ans, blennorrhagie qui a duré 5 ou 6 mois. Depuis un an il éprouve quelques difficultés de la miction. Le 14 août, dans un mouvement violent il sent une douleur au périnée; le surlendemain il constate la présence d'une grosseur qui va en augmentant. A son entrée, tumeur dure, tendue, douloureuse, allant de la racine des bourses à l'anus. Dans la traversée scrotale on sent également à droite du canal une tumeur dure du volume d'un gros œuf.

Le 23. Incision qui donne issue à une bonne quantité d'un pus fétide et abondant. A gauche il existe un décollement remontant assez haut dans lequel on met un drain de plafond. Les jours suivants, le malade va très bien, il urine en partie par sa verge, en partie par la plaie.

Le 26 à l'exploration du canal, on trouve plusieurs anneaux qui ne laissent passer qu'une bougie filiforme.

Le 8 septembre, par conséquent 15 jours après l'incision, ablation des drains, la plaie granule bien. Le 12. Bougie filiforme à demeure. A la suite la dilatation est facile et le 19 le malade sort guéri avec un périnée fermé et un canal admettant une bougie n° 21.

Obs. 16 (personnelle). — *Rétrécissement blennorrhagique. Abcès urineux. Incision et drainage. Guérison.* — D..., 44 ans, entre le 25 août 1891, salle Velpeau; à 19 ans, blennorrhagie de courte durée, qui a laissé une goutte militaire.

Depuis trois ans sont apparus quelques symptômes de rétrécissement. Il y a quatre jours, sans aucune cause appréciable, il a éprouvé une vive douleur dans le périnée et a constaté bientôt la présence d'une grosseur.

Le soir de son entrée, la température est de 40°,5, la miction est facile ; toute la région périnéale est gonflée, tendue, douloureuse, les bourses sont œdématiées. Incision médiane qui donne issue à une quantité considérable d'un pus fétide ; à droite on sent un décollement remontant jusqu'à la racine de la verge. Drain au plafond de ce côté. Les jours suivants rien de particulier à noter, la température tombe rapidement, la miction est aisée, les urines sont un peu troubles, quelques gouttes passent par la fistule.

Le 14e jour, ablation des drains ; le lendemain, l'exploration du canal montre dans la partie profonde du périnée une série de rétrécissements qui laissent passer une bougie 8.

La dilatation marche bien au début, mais il est impossible de dépasser le n° 17 dont l'introduction provoque les plus vives douleurs. Aussi le 16 septembre, uréthrotomie d'avant en arrière et sonde n° 17. Le 18, on reprend la dilatation, la plaie est presque complètement cicatrisée, il ne reste qu'une petite surface granuleuse par laquelle il ne passe pas la plus petite quantité d'urine.

Le 20. On passe le béniqué n° 30 et on arrive rapidement au béniqué 42. Le 23, le malade demande à sortir en promettant de venir se faire dilater régulièrement à la consultation externe. Son périnée est entièrement cicatrisé, la miction se fait avec la plus grande facilité, et l'état général s'est considérablement amélioré.

OBS. 17 (résumée). — *Rétrécissement large avec infiltration d'urine. Incision et drainage. Réunion secondaire. Guérison.* — VIGNERON. *Annales des mal. des org. génito-urinaires*, août 1891, t. IX, p. 588. — G..., âgé de 70 ans, tourneur, entre salle Velpeau, le 11 juin 1891 ; n'accuse pas de blennorrhagie antérieure (?). Depuis 15 jours il a des difficultés de la miction et depuis 5 jours une grosseur au périnée. Celui-ci est bombé, douloureux, de coloration rouge sombre ; la verge est œdémateuse et l'empâtement remonte à 3 travers de doigt au-dessus du pubis. La vessie est distendue et le canal n'admet qu'une bougie filiforme. Le jour même une large incision médiane du périnée ouvre une énorme cavité pleine de pus et d'urine et qui communique avec deux diverticules allant jusqu'à la racine de la verge. Drain de plafond à gauche ; à droite contre-ouverture. Deux incisions sont également pratiquées au voisinage des épines pubiennes.

A la suite de cette intervention, amélioration notable ; le 20 ablation du drain ; le 22 le malade pisse par la verge bien qu'une bonne partie de l'urine passe encore par le périnée. L'exploration du canal montre qu'il existe dans la partie profonde du périnée un anneau laissant passer une bougie n° 19.

Le 13 juillet. Le malade sort complètement guéri avec un périnée fermé et un canal admettant un béniqué 50.

OBS. 18 (résumée). — *Rétrécissement large avec infiltration d'urine. Incision et drainage. Réunion secondaire. Guérison.* — VIGNERON. *Annales des mal. des org. génito-urinaires*, août 1891, p. 591. —

B..., âgé de 50 ans, entré salle Velpeau le 1er juillet 1891, est un vieux blennorrhagique, qui le 18 juin dernier a eu subitement des difficultés pour uriner, et le 22 a vu apparaître une grosseur au périnée. Son état général est grave, le périnée est rouge livide, le scrotum œdémateux et toute la région hypogastrique est infiltrée et recouverte de plaques violacées. Une incision est immédiatement pratiquée qui ouvre une cavité avec trois diverticules dont l'un postérieur se dirige vers le rectum et deux latéraux vers les branches ischio-pubiennes. Deux gros drains de plafond y sont fixés. Le lendemain matin la température est tombée et à l'aide de la tige, une sonde à bout coupé n° 12 introduite dans la vessie.

Quelques jours après, l'exploration du canal permet de constater à l'entrée du périnée 2 anneaux laissant passer une boule 18. La dilatation est continuée; le 9 l'urine ne passe plus par la plaie et fin juillet le malade sort complètement guéri.

B. — Tumeurs et fistules traitées par excision et grattage

Obs. 19 (prise dans le cahier des uréthrotomies du prof. Guyon; complétée pas nous). — *Rétrécissement blennorrhagique. 2 infiltrations d'urine. Incision et drainage. Guérison.* — B..., 51 ans; une chaudepisse dans sa jeunesse et depuis 25 ans un rétrécissement qu'il a toujours négligé. En 1872, infiltration d'urine ouverte par M. Guyon qui mit un drain de plafond à droite. Il sortit au bout de deux mois et demi refusant de se faire dilater. En 1876, une deuxième infiltration le ramena dans le service; la tumeur fut incisée mais non drainée comme dans le premier cas, M. Guyon étant absent; la cicatrisation se fit mais demanda plus de temps. On pratiqua ensuite l'uréthrotomie interne et le malade sortit guéri, le périnée complètement fermé.

Le 29 août 1891 le hasard nous fait rencontrer ce malade, 16 ans après sa dernière infiltration; sa guérison ne s'est pas démentie, son périnée est parfaitement fermé, mais son canal s'est rétréci; on passe péniblement une bougie n° 10.

Obs. 20 (inédite, prise dans le cahier des uréthrotomies du prof. Guyon; complétée par nous). — *Rétrécissement blennorrhagique. Tumeur urineuse et fistule. Guérison.* — D..., 43 ans, entré le 3 février 1889, salle Civiale. En 1872, fièvres palustres. De 20 à 22 ans, il a eu deux ou trois chaudepisses et depuis 12 ans il urine difficilement. En octobre 1888, au niveau de la bourse droite, abcès urineux, qui a laissé une petite fistule à ce niveau et une seconde à quelques centimètres au-dessous.

Depuis trois semaines, œdème de la bourse droite et de la verge. A l'examen on constate deux rétrécissements, l'un pénien et l'autre bulbaire laissant passer la bougie n° 9; à la partie antérieure du périnée, induration péri-uréthrale.

Le reste de l'appareil génito-urinaire est normal (prostate, vessie, rein), les mictions se font toutes les quatre heures sans douleur.

Le 16 février 1889, uréthrotomie interne. Le 2 mars, extirpation de la fistule, application légère du thermocautère et sonde à demeure pendant 10 jours. Le 16 mars on commence la dilatation et on arrive aisément au béniqué 40; la fistule est fermée.

Le malade a été revu le 12 août 1891, 30 mois après sa sortie de l'hôpital. Il s'est fait dilater pendant quelque temps; mais on n'a rien passé dans son canal depuis 15 mois. La fistule est complètement fermée et l'introduction du béniqué 34 est facile.

OBS. 21 (inédite, prise dans le cahier des uréthrotomies du prof. GUYON; complétée par nous). — *Rétrécissement blennorrhagique. Abcès urineux. Incision et drainage. Uréthrotomie interne. Guérison.* — V..., 68 ans, entré le 28 mars 1887, salle Civiale; à 17 ans, blennorrhagie dont il a toujours conservé une goutte matinale.

En 1883, il entra à Necker avec un premier abcès urineux qui fut incisé, mais il ne peut affirmer si on lui a pratiqué en même temps une uréthrotomie interne. Il fut cependant dilaté jusqu'au béniqué 40 et sortit avec une fistule périnéale. Quatre ans plus tard il rentrait à Necker avec une nouvelle fistule et tous les symptômes accusés d'un rétrécissement. Incision et drainage de deux décollements latéraux remontant jusqu'à la racine du pénis. L'impossibilité de dépasser un faible numéro décida M. Bazy à pratiquer une uréthrotomie interne le 16 août 1887. A la suite on passa aisément le béniqué 44 et le 7 mai le malade sortit avec un périnée fermé.

Revu le 2 septembre 1891 (4 ans plus tard), nombreuses cicatrices du périnée qui est parfaitement souple; pas de fistules, le canal n'est cependant pas large on ne passe qu'un n° 12. N'a pas été dilaté depuis 2 ans.

OBS. 22 (inédite, due à l'obligeance du prof. GUYON). — *Rétrécissement traumatique. Abcès urineux. Fistules. Incision et drainage. Guérison.* — S..., fait en 1883 une chute à califourchon.

Le 16 juillet 1887, opéré par M. Guyon de tumeur urineuse et de fistules anciennes, par excision, grattage et drainage.

Le 30, uréthrotomie interne. Fermeture des fistules 6 semaines après; depuis, il n'est plus passé d'urine. Revu en mars 1891 (4 ans 1/2 plus tard), cicatrice superbe, périnée parfaitement souple; béniqué n° 50.

OBS. 23 (inédite, prise dans le cahier des uréthrotomies du prof. GUYON; complétée par nous). — *Rétrécissement blennorrhagique. Abcès urineux et clapier périnéal. Incision et drainage. Uréthrotomie interne. Guérison.* — V..., entré le 21 février 1890, salle Velpeau; blennorrhagie à 25 ans. Il y a trois ans, abcès multiples du périnée qui se sont ouverts spontanément. Incision et drainage. Uréthrotomie interne.

Le malade sort le 9 juin 1890 avec une petite fistule qui s'est fermée depuis. Revu le 1er septembre 1891 (15 mois plus tard), le périnée reste fermé, mais le malade ayant négligé de se faire dilater, a perdu comme calibre et on passe péniblement un n° 10.

OBS. 24 (inédite, prise dans le cahier des uréthrotomies du prof. GUYON; complétée par nous). — *Rétrécissement traumatique. Abcès urineux et fistules. Uréthrotomie interne d'arrière en avant. État station-*

naire. — B..., 51 ans, entré le 9 avril 1889, salle Civiale ; jamais de chaude-pisse ; 20 ans, coup de pied sur les bourses ; pas de symptômes immédiats. En juin 1880, il éprouva de la difficulté à pisser et 8 jours plus tard, il fut atteint de rétention aiguë qui nécessita un cathétérisme. En décembre 1888, abcès au voisinage de l'anus qui resta fistuleux et donna passage à de l'urine. Il vint alors consulter à Necker et on constata dans la région périnéale un rétrécisse-ment laissant passer un explorateur nᵒ 10 ; la dilatation fut entreprise et marcha bien jusqu'au nᵒ 39 que l'on ne put dépasser.

Le 13 avril, M. Guyon pratiqua l'uréthrotomie interne d'arrière en avant, ce qui permit d'arriver au béniqué 46, mais les fistules continuant à laisser passer l'urine, le 18 mai on pratiqua l'incision et le drainage de la tumeur périnéale. Le cathétérisme resta toujours difficile ; le malade sortit néanmoins guéri le 13 août 1889.

Revu le 20 août 1891 (2 ans plus tard), il ne s'est jamais fait dilater. Le péri-née est rouge, induré, œdématié, et porte deux fistules. Le canal, rugueux n'admet qu'une bougie nᵒ 10.

OBS. 25 (inédite, prise dans le cahier des uréthrotomies du prof. GUYON ; complétée par nous.) — *Rétrécissement blennorrhagique. Abcès urineux. Drainage du périnée. Uréthrotomie interne. Guérison.* — M..., 52 ans, entré le 1ᵉʳ décembre 1885. A été déjà uréthrotomisé il y a 12 ans par Voil-lemier pour un rétrécissement blennorrhagique. A la suite il s'est sondé pendant 6 ou 7 ans ; peu à peu son canal s'est rétréci et au moment de son entrée on ne passe plus qu'une bougie nᵒ 11.

Le 21 juillet, abcès urineux qui a laissé une petite fistule par laquelle il s'é-chappe encore un peu d'urine. Incision et drainage du foyer péri-uréthral. La dilatation ne faisant aucun progrès, uréthrotomie interne le 7 décembre ; sonde à demeure pendant 50 jours et le malade se sonde ensuite à chaque miction. Il sort guéri le 10 avril 1886 ; on passe le béniqué 46.

Revu le 17 août 1891 (5 ans plus tard). L'état est aussi satisfaisant que pos-sible : il se sonde régulièrement tous les 15 jours ; le périnée est fermé, souple et au centre porte une petite cicatrice cruciale ; bougie nᵒ 21.

OBS. 21 (inédite, prise dans le cahier des uréthrotomies du prof. GUYON ; complétée par nous). — *Rétrécissement blennorrhagique. Abcès uri-neux. Uréthrotomie interne. Drainage du périnée. Guérison.* — B..., 58 ans, entré le 9 novembre 1882, salle St-Vincent, atteint de rétré-cissement blennorrhagique ancien ; déjà dilaté en 1852 par Ricord ; depuis 10 ans, grandes difficultés de la miction ; uréthrotomisé le 15 novembre ; dilaté jusqu'au béniqué 42. Le 20, son périnée est incisé et drainé et le 26 janvier 1883, il sort bien guéri du rétrécissement et incomplètement guéri de la fistule.

Revu le 14 août 1891 (9 ans plus tard) ; deux mois après sa sortie, les fistules se sont fermées définitivement. Il s'est sondé pendant quelque temps au début, puis a négligé toute dilatation. Depuis quelques mois il a de nouveau de la difficulté à uriner. Son périnée est souple ; mais au travers des tissus on sent l'urèthre dur ; on ne peut en effet passer qu'une bougie n 8. Les tentatives de dilatation restent sans résultat ; le 31 août M. Guyon pratique une uréthrotomie complémentaire ; sonde n° 17. Dilatation consécutive et guérison.

Obs. 27. (HACHE. *Annales des maladies des organes génito-urinaires*, 1884, t. II, p. 359; résumée et complétée par nous). — F..., A., 59 ans, entré salle St-Vincent le 27 février 1883 est atteint d'un rétrécissement traumatique qui a déjà provoqué deux abcès urineux. Le 12 mars M. Guyon fend largement le périnée et tombe dans une énorme cavité compliquée d'un diverticule qui contourne la face latérale droite de la verge pour s'ouvrir au niveau d'un orifice fistuleux situé dans la région pubienne et par lequel on fait passer un drain en anse. Le 27 avril, uréthrotomie interne et dilatation. Au mois de mai la guérison est complète et le périnée fermé.

1er septembre 1891 (8 ans plus tard), le malade nous écrit que la guérison s'est maintenue pendant 6 mois : mais la dilatation ayant été abandonnée, de nouveaux abcès se sont formés et sont restés fistuleux. Le canal admet difficilement une bougie n° 10.

Obs. 28 (prise dans le cahier des uréthrotomies du prof. GUYON; complétée par nous). *Rétrécissement blennorrhagique. Abcès urineux et infiltration d'urine. Incision et drainage. Guérison.* — Jean P..., 40 ans; plusieurs blennorrhagies et depuis longtemps gêne considérable de la miction.

Le 17 septembre 1889, on trouve une vessie remontant au niveau de l'ombilic et le soir même on pratique une uréthrotomie interne. Le lendemain on constate un début d'infiltration d'urine; le périnée est largement incisé et un drain de plafond introduit dans les deux diverticules latéraux. Amélioration très rapide ; 11 jours après, suppression du drain et dilatation rapidement portée au béniqué 46. Sorti le 17 octobre 1889. Revu fin septembre 1891 (2 ans plus tard) : il s'est fait dilater régulièrement tous les deux mois : état aussi satisfaisant que possible ; périnée complètement fermé. On passe avec la plus grande facilité le béniqué 50.

Obs. 29 (inédite, prise dans le cahier des uréthrotomies du prof. Guyon; complétée par nous). — *Rétrécissement blennorrhagique ; fistules périnéales multiples. Excision et drainage. Guérison.* — M..., 25 ans, entré salle Civiale le 16 décembre 1888, a déjà subi à St-Louis une uréthrotomie externe ; mais n'a jamais complètement guéri et rentre à Necker avec un périnée criblé d'orifices fistuleux et un véritable éléphantiasis du scrotum. Une dizaine de jours après son entrée, uréthrotomie interne et incision du périnée. Débridement et grattage de tous les trajets et excision de masses cicatricielles. Drain de plafond et sonde à demeure. Sort guéri le 26 février 1889.

Revu le 29 septembre 1891 (17 mois après). Il s'est fait dilater à plusieurs reprises. La guérison est restée complète ; périnée souple et fermé; béniqué 42.

Obs. 30 (inédite, prise dans le cahier des uréthrotomies du prof. GUYON; complétée par nous). — *Rupture traumatique de l'urèthre. Fistule* urinaire. *Uréthrotomie externe. Guérison.* — T..., 20 ans ; à 9 ans une rupture de l'urèthre en tombant à califourchon sur un chevalet. Après 24 heures de rétention on a pratiqué une boutonnière périnéale par laquelle il sort depuis une certaine quantité d'urine. Le 25 janvier 1890, uréthrotomie externe ; sonde à demeure pendant 1 mois. A la suite l'urine continue à couler par la plaie, mais sous l'influence de la dilatation, la cicatrisation se fait et le 24 avril, le malade sort avec un canal admettant le n° 44.

Revu le 24 août 1891 (19 mois après), le périnée porte une cicatrice linéaire, souple. La paroi inférieure de l'urèthre est irrégulière, les conducteurs accrochent au voisinage du bulbe, mais après deux ressauts, le béniqué 50 passe facilement.

Obs. 31 (inédite, prise dans le cahier des uréthrotomies du prof. GUYON ; complétée par nous). — *Rétrécissement blennorrhagique. Énorme éléphantiasis. Abcès urineux ; fistules. Excision. Uréthrotomie externe. Guérison.* — Ch..., 53 ans, entré salle Civiale le 21 mars 1889 ; chaudepisse à 25 ans ; en 1872 chute à califourchon sur une poutre, pas d'uréthrorrhagie, mais infiltration urineuse pour laquelle, 8 jours plus tard, on pratique une large incision au périnée. A la suite plusieurs abcès urineux qui laissent de nombreux trajets par lesquels l'urine sort presque en totalité ; véritable éléphantiasis du scrotum et de la verge.

6 avril 1889 ; incision des bourses sur la ligne médiane qui ouvre une poche contenant 5 calculs. De cette cavité partent plusieurs trajets fistuleux qui sont extirpés avec la tumeur urineuse ; impossible de trouver le bout postérieur ; plaie bourrée avec la gaze ioloformée. La cicatrisation marche avec une rapidité surprenante, mais il est impossible de passer dans le canal la plus fine bougie.

Un mois plus tard, M. Guyon pratique l'uréthrotomie externe, incise le rétrécissement, finit par trouver le bout postérieur et met à demeure une sonde n° 20. Le malade passe plusieurs mois à l'hôpital et sort complètement guéri.

Notre excellent ami, le Dr Monprofit, nous écrit que chez ce malade qu'il a revu et qui se sonde régulièrement, le périnée est resté fermé et qu'on passe une bougie n° 25. Même état à la date du 20 juin 1892.

Obs. 32 (inédite, prise dans le cahier des uréthrotomies du prof. GUYON ; complétée par nous). — *Rétrécissement blennorrhagique ; tumeur périnéale et fistules ; excision et drainage. Guérison.* — Fr..., 48 ans, entré le 20 mars 1890, salle Velpeau ; a eu deux blennorrhagies, et, en 1875, a subi une uréthrotomie interne. Il y a 5 mois, abcès urineux et fistule consécutive pour laquelle il a été soigné par M. Peyrot qui lui a passé le béniqué 33. A l'entrée on ne passe plus que la bougie n° 13, et en arrière des bourses on trouve une petite fistule. Le 21 avril, uréthrotomie interne ; dissection de la tumeur périnéale qui mesure 8 centimètres de long sur 5 de large. Au fond de cette plaie la paroi inférieure de l'urèthre est ouverte, c'est donc une véritable uréthrotomie externe qui a été pratiquée ; attouchement au thermocautère. Sonde à demeure.

Suites opératoires des plus simples, le 15 mai l'urine ne passe plus par la fistule ; béniqué 42.

Le 23 octobre, le malade rentre de nouveau pour une pyonéphrose gauche.

Revu le 18 août 1891 (16 mois plus tard), il continue à se faire dilater : le béniqué 42 passe facilement, périnée fermé et, chose plus remarquable, la pyonéphrose semble guérie.

Obs. 33 (prise dans le cahier des uréthrotomies du professeur GUYON ; complétée par nous). — *Rupture traumatique de l'urèthre. Incision, sonde à demeure. Uréthrotomie externe consécutive. Guérison.* — H..., 42 ans, entré en juillet 1886, salle St-Vincent. Huit jours auparavant, chute à califourchon sur une roue de voiture ; tumeur périnéale et rétention. Incision et drainage du foyer. Sonde à demeure. La plaie se déterge mais ne se cicatrise pas. Trois mois plus tard, devant l'impossibilité de repasser une sonde, M. Guyon fend à nouveau le périnée, gratte toute la cavité et place une sonde à demeure.

A la suite le malade passe près d'un an dans le service et sort complètement guéri ; a subi à la suite quelques séances de dilatation.

Revu en juillet 1891, ne s'est pas fait dilater depuis 8 mois. Périnée fermé ; se sonde quelquefois avec une sonde molle 17 pour un certain degré d'incontinence.

Obs. 34 (personnelle). — C..., 53 ans, entré le 13 juin 1890, salle Civiale ; a fait dans la journée une chute à califourchon sur l'arête d'une planche ; immédiatement après, urétrorrhagie ; le soir, gonflement du périnée, température et rétention complète.

Le lendemain toutes les tentatives de cathétérisme étant infructueuses, incision du périnée qui montre une rupture totale de l'urèthre. Sonde à demeure ; le 2e jour, le malade enlève sa sonde que l'on remet assez facilement. Elle est ainsi laissée à demeure pendant près d'un mois.

Revu le 28 septembre 1891 (14 mois après l'opération), le malade n'a jamais voulu se faire dilater. Périnée ferme et souple, miction facile.

C. — Fistules traitées par avivement et suture

Obs. 35 (personnelle). — *Rétrécissement blennorrhagique. Fistule périnéale. Avivement. Suture à étages du périnée. Guérison.* — Alfred M..., 34 ans, entré le 17 juillet 1891, salle Velpeau, a eu deux blennorrhagies. Le début du rétrécissement remonte à 13 ans, et depuis cette époque il a eu trois ou quatre abcès urineux. Le dernier a laissé à gauche du raphé et en arrière de la racine des bourses une fistule qui s'ouvre et se ferme alternativement. Le canal est large, l'explorateur 18 accuse au retour deux ressauts ; dilatation tous les deux jours jusqu'au béniqué 36, mais la fistule ne tend pas à se fermer.

31 juillet. Bougie n° 20 dans l'urèthre. Sur une sonde cannelée introduite par la fistule. M. Guyon fait une incision de 5 cent. ; l'urèthre paraît sain et il est impossible d'y découvrir la moindre solution de continuité. Toute sa surface est touchée superficiellement au thermocautère. Excision du trajet long de 3 cent. En présence de l'intégrité, tout au moins apparente, de l'urèthre, M. Guyon se décide à tenter une réunion par première intention et fait une suture à étage du périnée : un premier plan de 4 catguts qui assure la réunion des parties molles juxta-uréthrales ; un 2° plan de 5 points avec l'aponévrose superficielle et le tissu cellulaire sous-cutané ; suture de la peau par 7 crins de Florence dont trois profonds. Sonde à demeure n° 18.

3 août. Pas de température ni de douleur ; on enlève les 3 sutures profondes.

Le 5. État très satisfaisant ; on enlève la sonde à demeure ; cathétérisme trois fois par jour. Le 7 la plaie paraît réunie, on enlève les derniers crins, mais le 8 survient une légère élévation de température et le 9 M. Guyon trouve un petit point fluctuant qu'il ponctionne à l'aide d'un bistouri et évacue quelques gouttes de sérosité louche ; 48 heures après cicatrisation complète. Éruption de varicelle qui retarde la sortie jusqu'au 20 août. Revu le 6 septembre, fistule fermée. Béniqué 50.

OBS. 36. — *Fistule périnéale ancienne. Avivement et suture. Guérison.* — KATZENELLENBOGEN. Inaugural Dissertation, Königsberg, 1886, et KOHLER, *Charité Annalen*, 1878. — Un jeune homme de 21 ans, ayant subi plusieurs années auparavant une taille périnéale, était resté porteur d'une fistule par laquelle s'échappait toute l'urine. Sonde à demeure ; avivement et suture des bords de la fistule. Guérison.

OBS. 37. — *Fistule périnéale ancienne. Avivement et suture. Guérison.* — ROSEN, *loc. cit.* — Il s'agit d'un homme qui avait subi plusieurs interventions dont une malheureuse sur l'urèthre pour un rétrécissement. Il lui restait une fistule périnéale. Avivement aussi profond que possible des deux lèvres et suture transversale. Guérison.

OBS. 38. — *Fistule uréthrale traitée par la suture et par le drainage de la vessie.* — BANKS. *Liverpool med. chirurg. Journ.*, 1884, p. 171. — Homme, 35 ans, atteint d'un vieux rétrécissement blennorrhagique et d'un abcès ouvert en partie dans le périnée, en partie dans le rectum. Ces deux fistules s'ouvraient dans une cavité commune située au voisinage de la portion membraneuse et leur ensemble représentait assez bien un Y renversé. Après plusieurs tentatives l'auteur plaça dans la vessie une sonde à demeure à travers la paroi rectale.

Débridement, avivement et suture. Une semaine après, le trajet périnéal était presque complètement fermé. Une 2° intervention analogue fut nécessaire pour l'oblitération de la fistule rectale obtenue en 10 jours. Le malade a été revu 6 années après dans un parfait état.

Obs. 39. — *Uréthrotomie externe sans conducteur. Périnéorrha-*
phie. Guérison. — Guermonprez. *Gaz. des hôp.*, 1886, p. 494. — H...,
44 ans, porteur d'un rétrécissement blennorrhagique, d'un rétrécissement traumatique remontant à 14 ans, et de plusieurs fausses routes. Incision périnéale ;
section du rétrécissement et impossibilité de trouver le bord postérieur qui est
enfin découvert le 9e jour ; sonde à demeure ; les bourgeons charnus étant de fort
belle apparence, l'auteur pratique une périnéorrhaphie à l'aide de l'aiguille de
Simpson. Deux points de suture enchevillée assurent la réunion des parties profondes et 3 points rapprochent les couches superficielles ; affrontement incomplet
aux deux extrémités. Deux mois 1/2 après, cicatrisation complète.

Obs. 40. — *Rétrécissement traumatique et fistule. Uréthrotomie*
externe. Suture secondaire. Guérison. — Kirmisson. *Société de chi-*
rurgie, 3 août 1889. — H..., 20 ans, atteint d'un rétrécissement traumatique ; sur la moitié droite du périnée orifice fistuleux livrant passage à la presque totalité des urines ; rétrécissement infranchissable.

16 août 1888. Incision périnéale ; incision du trajet fistuleux ; débridement du
bout postérieur et sonde n° 18, à demeure.

Douze jours après, la plaie bourgeonnant bien, on avive les surfaces cruentées
et on les réunit par 4 points profonds au fil d'argent et 5 au crin de Florence.
Pas de suture de l'urèthre. Sonde à demeure. Un seul point de suture suppura.
Ablation de la sonde le 5 octobre ; il passe un peu d'urine par la fistule. Dilatation. Le malade a été revu en avril 1889 (8 mois après). Sa guérison s'est maintenue.

Obs. 41. — *Uréthrotomie externe faite un an auparavant. Fistule*
périnéale. Suture secondaire. Insuccès. — Kirmisson, *loc. cit.* —
H..., 46 ans ; rétrécissement compliqué d'une double pyélonéphrite. Il y a un
an, M. Kirmisson pratiqua l'uréthrotomie externe, mais il y eut absence absolue
de cicatrisation et l'urine passa. En avril 1888, M. Hallé tente sans succès la suture secondaire du périnée.

1er septembre 1888, nouvelle tentative de suture par M. Kirmisson. Débridement du trajet, avivement, suture par 6 points profonds au fil d'argent et
2 points superficiels au catgut. Sonde à demeure.

Quatre jours après, suppuration au niveau de la plaie, la sonde se bouche,
toutes les sutures lâchent. État stationnaire.

Obs. 42. — *Rétrécissement, fistules périnéales. Suture. Guérison.* —
Aschenborn. *Langenbeck's Archiv. für klin. Chirurg.,* Bd XXV,
p. 325. — B..., 41 ans ; à la suite d'un abcès périuréthral fistules périnéales et
scrotales. Le 30 octobre, opération plastique contre la fistule périnéene. En 1878,
même opération plastique sur la fistule périnéale, c'est-à-dire avivement et suture
des bords de la fistule au catgut et par-dessus le premier plan réunion de la peau
au fil d'argent. Guérison complète.

Obs. 43. — *Fistule périnéale. Avivement et suture. Guérison.* —
Aschenborn, *loc. cit.* — P..., 41 ans ; large fistule périnéale consécutive à une

uréthrotomie externe. Le 19 août, nouvelle uréthrotomie externe, mais la guérison ne survenant pas malgré la dilatation, on procéda le 1er octobre à une opération plastique : sonde à demeure, avivement aussi complet que possible des lèvres de la fistule, suture au catgut; réunion de la peau au fil d'argent.

Au bout de 3 semaines, il restait un petit trajet fermé après quelques cautérisations.

Sorti guéri le 10 novembre.

D. — RESTAURAION APRÈS RÉSECTION PAR RÉUNION SECONDAIRE

OBS. 44. — *Rétrécissement infranchissable. Excision. Guérison.*— VERNEUIL, in BOURGUET. *Sur l'uréthrotomie externe par section collatérale et excision*, 1862, p, 183. — H., 29 ans. Rétrécissement infranchissable ; uréthrotomie externe sans conducteur. M. Verneuil arrive sur un tissu induré qui était l'ancienne virole dure répondant au rétrécissement. Ce tissu est divisé dans toute sa longueur, à petits coups et autant que possible sur la ligne médiane. Découverte du bout postérieur et introduction d'une sonde à demeure qui est ainsi logée dans la gouttière que le bistouri a créée. Suites simples. Un an après, le cathétérisme, avec une sonde de trousse était facile, sauf une bride au niveau du point opéré.

OBS. 45. — *Rétrécissement traumatique. Excision. Extraction d'un calcul logé dans l'urèthre. Mort d'infection purulente.* — SÉDILLOT, in BOUCHER, Th. Strasbourg, 1863, p. 14. — Bûcheron de 44 ans, atteint depuis 11 ans, de rétrécissement traumatique et de fistules périnéales.

Le 8 septembre 1863. Incision du périnée ; l'urèthre s'engage en arrière au niveau de nodosités qui sont incisées. On tombe alors dans une dilatation formée par le canal en arrière du rétrécissement et contenant un calcul de 13 millim. Sédillot enlève la totalité de cette poche et ne laisse de l'urèthre qu'une bande de la paroi supérieure. Sonde à demeure. Mort au 22e jour d'infection purulente.

A l'autopsie, canal libre et au niveau de l'ancien rétrécissement ligne déprimée et irrégulière en voie de réparation Abcès métastatiques en divers points.

OBS. 46. — *Rétrécissement infranchissable. Infiltration d'urine ; uréthrotomie externe et excision. Mort d'érysipèle.* — BOURGUET, *loc. cit* — H..., 45 ans; rétrécissement blennorrhagique et infiltration d'urine. Incision d'un boyau cicatriciel dur, du volume d'un haricot. Il est impossible de trouver le bout postérieur. Le surlendemain Bourguet finit par le découvrir ; entre les deux orifices, l'urèthre manque sur une longueur de 5 centimètres. Sonde à demeure. Mort au 8e jour d'érysipèle.

A l'autopsie, on trouve la plaie du périnée, à peine longue de 3 centim. 1/2, tapissée par une membrane unie, régulière, offrant l'aspect d'une muqueuse, se continuant sans ligne de démarcation avec la muqueuse uréthrale ; le canal paraît avoir en ce point un calibre supérieur à celui de tout autre point de l'urèthre.

Obs. 47. — *Rétrécissement blennorrhagique. Excision. Guérison maintenue au bout de 8 années.* — Bourguet. *Loc. cit.* — H..., 53 ans, rétrécissement blennorrhagique traité avec succès par la dilatation. En 1853, Goyrand pratiqua l'uréthrotomie externe, mais 5 ans plus tard le malade rentrait à l'hôpital d'Aix avec un rétrécissement infranchissable et une fistule périnéale.

Le 23 mars 1857. Excision totale du rétrécissement après l'avoir isolé des parties voisines. Sonde à demeure. Guérison malgré la persistance assez longue d'une petite fistule. Le malade a été revu au bout de 8 ans, il a continué à se sonder, il est complètement guéri et on peut introduire un cathéter de 6 millimètres de diamètre.

Obs. 48. — *Rétrécissement traumatique infranchissable. Uréthrotomie externe et excision. Mort par infection purulente au 25e jour.* — Bourguet. *Loc. cit.* — H..., 37 ans ; rétrécissement traumatique infranchissable et fistule périnéale ; le 19 janvier 1857, uréthrotomie externe sans conducteur. Excision de la totalité de l'urèthre au niveau du point rétréci ; les deux bouts sont alors séparés par un intervalle de 25 millimètres et Bourguet songe un instant à en pratiquer la suture ; mais il renonce à ce projet à cause de la difficulté qu'il aurait eue à les amener au contact et place une sonde à demeure. Mort 25 jours après d'infection purulente.

Autopsie : les deux orifices de l'urèthre sont distants de 15 millimètres, les parois sont souples et tout le tissu dur a bien été excisé. Ce point est tapissé par une membrane analogue aux muqueuses.

Obs. 49. — *Rétrécissement blennorrhagique infranchissable, fistules périnéales. Excision. Guérison.* — Valette. *Lyon médical,* 1873, n° 15. — Malade de 54 ans ; en juillet 1873 trois abcès restés fistuleux dans la région hypogastrique ; introduction d'une sonde en gomme jusqu'au rétrécissement. Le périnée et l'urèthre sont incisés sur la ligne médiane ; le bout postérieur n'est découvert que grâce à une incision faite au canal en arrière du point rétréci et une sonde est introduite dans la vessie. Ce point rétréci, long de 4 à 5 centimètres, est excisé en totalité. La guérison survint dans un temps relativement court.

Obs. 50. — *Rétrécissement, résection de l'urèthre. Guérison.* — Labbé. *Leçons de clinique chirurgicale,* 1876, p. 19. — « Rétrécissement dur, lardacé, comme cartilagineux, succédant à un traumatisme. Après avoir incisé l'urèthre au niveau de son cul-de-sac antérieur, c'est-à-dire sur la limite antérieure du rétrécissement, j'ai complètement disséqué sur les côtés cette masse résistante qui ne contenait plus trace de canal. J'ai ensuite ouvert le bout postérieur et excisé d'un seul coup de ciseau tout le rétrécissement. Une cavité profonde et longue de plusieurs centimètres avait succédé à cette perte de substance et séparait les deux bouts de l'urèthre ; néanmoins la plaie se mit à bourgeonner autour de la sonde placée à demeure dans la vessie et le malade guérit parfaitement... »

Obs. 51. — *Rétrécissement blennorrhagique. Fistules périnéales. Résection de l'urèthre. Guérison.* — PARIZOT. Thèse de Lyon, 1884, p. 59. — L. F..., 45 ans, entré le 30 mai 1883, a eu deux blennorrhagies.

Depuis trois mois, petite masse dure au périnée, et trois jours avant son entrée, abcès ouvert derrière les bourses.

Le 26, incision périnéale médiane et extirpation des tissus lardacés qui sont excisés profondément jusqu'aux parties saines ; excision de l'urèthre sur une longueur de 1 centim. 1/2. Pansement et sonde à demeure maintenue 50 jours. Cicatrisation rapide ; une petite fistule fermée un mois après l'ablation de la sonde à demeure.

Revu le 15 août 1884 (11 mois plus tard) ; a été sondé seulement 4 ou 5 fois, on passe facilement un n° 17. Cicatrice légère, souple et plissée, sans dureté.

Obs. 52. — *Rétrécissement blennorrhagique. Fistules périnéales. Résection de l'urèthre. Guérison.* — PARIZOT. Loc. cit. — B..., entré le 25 juillet 1882 dans le service de M. Daniel Mollière, porteur d'un vieux rétrécissement blennorrhagique et de 3 fistules dans la région périnéale. Le 10 août, uréthrotomie externe sans conducteur ; sonde à demeure ; mais bientôt le cathétérisme devient difficile et la miction très pénible.

Le 18 septembre, incision périnéale médiane et excision d'une tumeur dure, calleuse, après l'ablation de laquelle il reste un vide ovalaire de 10 centim. de long sur 4 de large. La masse enlevée pèse 50 gr. ; l'urèthre est également enlevé dans sa portion bulbeuse. Sonde à demeure et pansement ouaté.

La sonde resta en place 24 jours ; au bout de ce temps, on entreprit la dilatation et 2 mois après, la plaie était presque complètement fermée.

Le malade quitta l'hôpital le 20 novembre ; il a continué à se sonder, et en janvier 1883, la cicatrisation était complète.

Obs. 53. — *Rupture de l'urèthre, opération pour la restauration du canal détruit ; uréthrotomie interne. Guérison.* — NOTTA. *Société de chirurgie*, 26 mai 1875, p. 453. — H..., 52 ans ; violente contusion du périnée ; le jour même, incision d'une poche pleine de caillots ; impossible de trouver le bout postérieur. A la suite, fistule périnéale et rétrécissement infranchissable.

Trois semaines après, l'opérateur ne parvenant pas à mettre à nu la portion membraneuse, incise la fistule sur un stylet cannelé, et découvre le bout postérieur. Le bout antérieur est oblitéré par une masse de tissu cicatriciel qui est sectionné ; une sonde à demeure. Guérison. 5 mois après, bien que le béniqué 50 passe facilement, Notta pratique l'uréthrotomie interne pour sectionner une bride transversale au voisinage de l'arcade pubienne.

16 mois plus tard, la guérison s'est maintenue, le canal a un calibre de 8 millim.

Obs. 54. — *Rétrécissement traumatique. Résection de l'urèthre. Guérison.* — Koenig et Stricker. *Deutsche Zeit. für Chirurgie,* 2 mai 1882, p. 430. — Homme de 40 ans, entré le 30 juin 1889; 8 mois auparavant chute à califourchon; cathétérisme, et pendant quelque temps dilatation. Mais le rétrécissement se constitue rapidement. Miction difficile, et à la partie profonde du périnée, noyau dur.

Dans les premiers jours de juillet, incision du périnée, qui permet de découvrir assez facilement l'urèthre; la paroi inférieure, ainsi qu'une des parois latérales manquent; tout autour existe un tissu cicatriciel; toute cette partie est réséquée; sonde à demeure.

A la suite, le cathétérisme fut facile, et le malade sortit guéri.

Fin mai 1891 (10 mois après), la guérison s'est maintenue.

Obs. 55. — *Rétrécissement blennorrhagique. Abcès urineux. Résection de l'urèthre. Cicatrisation. Guérison. Mort 3 ans 1/2 après.* — Horteloup. *Bulletin de la Société de chirurgie,* 13 août 1879 et 28 juin 1882. — « Pendant l'opération (8 septembre 1878) j'avais enlevé une partie du périnée à l'aide de deux incisions courbes réunies à leurs extrémités; j'avais excisé une masse indurée et toute la portion dure et résistante du rétrécissement ». A la suite de cette opération, le malade ne se fit dilater qu'une seule fois en avril 1879; on lui passa à ce moment le béniqué 42. En juin 1882, le malade rentre avec un état général des plus mauvais dû à une néphrite et succombe le 17; à ce moment on passait facilement une bougie 20. La cicatrice du périnée était souple, il était impossible de sentir un noyau ou une ligne résistante, vestige de l'ancienne incision.

A l'autopsie, après avoir ouvert le canal de l'urèthre par sa paroi supérieure, on constata que la région membraneuse était intacte; il n'était pas possible de faire une différence entre la muqueuse des portions spongieuse et prostatique La paroi était souple, unie, luisante et ne permettait pas de constater une cicatrice dure.

Obs. 56. — *Oblitération de l'urèthre consécutive à une chute sur le périnée. Uréthrotomie externe et résection d'un nodus cicatriciel. Guérison.* — Hartmann, in Ladmoitte, Th. Paris, 1885. — H..., 17 ans; rétrécissement traumatique qui avait nécessité lors de l'accident une incision périnéale et le port pendant 4 mois d'une sonde à demeure; la totalité des urines passait par la fistule. A son entrée, on trouve un périnée constitué en entier par un tissu cicatriciel surélevé en un point au centre duquel s'ouvre une petite fistule.

M. Guyon par une incision elliptique circonscrit le mamelon cicatriciel et enlève le canal de nouvelle formation, oblique en haut et en arrière; il résèque le bout du canal de formation nouvelle et se trouve en présence du bout postérieur largement ouvert et du bout antérieur fermé en cul-de-sac. On incise alors la mince couche de tissu qui sépare de ce bout antérieur. Sonde à demeure dans la vessie qui est introduite par le périnée et ramenée le long de l'urè-

thre antérieur d'arrière en avant. Pansement à plat. 6 jours après, à la suite
d'une érection suivie d'une éjaculation par le méat, la première de sa vie, le
malade fait sauter la sonde, la fistule se ferme, et à la fin du 2ᵉ mois, on passait aisément le béniqué 40.

OBS. 57 (personnelle). — *Fracture du bassin. Rupture de l'urèthre.
Fistules périnéales et crurales. Libération externe de l'urèthre.
Grande amélioration.* — Théodule L..., 19 ans, tombe le 25 août 1886
sous une roue de voiture qui lui passe sur le ventre ; rétention ; sonde à demeure
qui ne donne issue qu'à du sang pur. Le lendemain, incision du périnée qui
reste fistuleuse ; cinq jours plus tard, uréthrotomie externe et sonde à demeure
pendant quinze jours. Mais la sonde se bouche, on ne réussit pas à passer un
nouveau cathéter, et à partir de ce moment, il urine moitié par sa fistule,
moitié par la verge.

Première entrée dans le service en novembre 1887 ; le cathétérisme est impossible, néanmoins au bout de 1 mois la fistule se ferme et il urine par la verge.

On finit par passer et on pousse la dilatation jusqu'au béniqué 26. En juin
1888, uréthrotomie externe, et en novembre uréthrotomie interne qui permet la
dilatation jusqu'au béniqué 40 : la fistule se ferme.

Un an plus tard le périnée restant fermé, il se forme à la racine antéro-interne
de la cuisse gauche, un abcès qui reste fistuleux.

En février 1890, nouveau séjour à Necker ; on dilate jusqu'au béniqué 30,
mais les signes fonctionnels restent les mêmes ; l'urine sort toujours par les
fistules.

Le malade rentre pour la 3ᵉ fois le 25 février 1891, toute l'urine passe par les
fistules.

Localement on constate un œdème dur, scléreux, blanchâtre des bourses,
du périnée et de la racine des cuisses, environné d'une zone érythémateuse.
Deux fistules persistent, l'une à un centimètre au-dessus du pli génito-crural
gauche, l'autre à quatre travers de doigt au-dessous. Le stylet pénètre à une
profondeur de 4 à 5 centim. ; sur le raphé, à 3 centim. en avant de l'anus, on
voit la cicatrice de l'incision périnéale. Le toucher rectal confirme le diagnostic
déjà fait de fracture du bassin en permettant de sentir sur la branche ischio-
pubienne gauche, une saillie faisant corps avec l'os et qui ne peut être qu'un cal
encore exubérant. Il est impossible de pénétrer dans la vessie.

12 juin 1891. Petit cathéter de Sims. M. Guyon introduit une forte sonde cannelée dans le trajet crural oblique en bas et en arrière. Le plan était d'extirper
ce trajet fistuleux, mais en raison de la présence de l'adducteur moyen et de la
nécessité de sacrifier ses insertions, il est simplement incisé et gratté avec soin.
Incision périnéale médiane de 7 centim. ; le bec du cathéter est enfin senti, et le
canal ouvert à ce niveau. Continuant alors dans la même direction, M. Guyon
tombe dans une cavité considérable limitée en arrière par le rectum, en avant
par la branche ischio-pubienne gauche, en haut par une masse indurée qui
double l'ogive pubienne ; les fistules périnéales et crurales s'ouvrent à ce niveau.
Recherche laborieuse et infructueuse du bout postérieur. Les manœuvres opé-

ratoires ayant duré 1 heure 1/2, on se décide à ne pas s'attarder plus longtemps à cette recherche, avec la pensée de pratiquer plus tard un cathétérisme rétrograde.

Pas de suites opératoires ; l'urine s'écoule entièrement par le périnée. A partir du 4e jour, on essaie de trouver le bout postérieur en faisant uriner le malade, mais toutes les tentatives restent vaines ; la cavité se comble avec une extrême rapidité.

Le 26, le malade qui se lève déjà depuis quelques jours commence à uriner par la verge en même temps que par la plaie périnéale.

2 juillet. La plaie périnéale ne laisse plus suinter que quelques gouttes d'urine, a majeure partie sort par la verge ; on ne peut introduire dans la vessie aucune espèce de cathéter.

Le 4. Il prend le métier de veilleur dans la salle Velpeau et l'exerce sans fatigue, mais 8 jours plus tard, pris de nostalgie, il retourne dans son pays.

OBS. 58. — HORTELOUP. *Académie de médecine*, 30 septembre 1891. — « Au mois de février 1884, M. Horteloup recevait dans son service un jeune garçon de 19 ans qui était atteint d'un rétrécissement traumatique infranchissable de l'urèthre. L'examen du périnée permit de reconnaître un noyau induré de plus de 3 centim. de longueur. Le 13 février, résection totale de la partie rétrécie du canal. Les suites de l'opération furent très simples ; 11 jours après, introduction aisée du béniqué 27, et un mois après du 50. Depuis cette époque, c'est-à-dire 6 ans 1/2, le malade a continué à se dilater et la guérison s'est complètement maintenue. »

OBS. 59. — *Rétrécissement traumatique. Uréthrotomie externe. Résection de 4 centim. de canal. Guérison.* (Due à l'obligeance de M. le Dr HORTELOUP.) — Ernest S..., entré le 12 décembre 1890, opéré le jour même : uréthrotomie externe et résection de 4 centim. de canal ; urine par le périnée jusqu'au mois de mars. Quitte l'hôpital le 10 mai, le canal admet facilement la bougie 18. Revu le 1er juillet ; depuis sa sortie il a passé facilement le 18, mais la bougie étant serrée on le fait rentrer. Le 4 juillet il sort de l'hôpital passant une bougie 20.

Revu le 20 septembre (2 mois plus tard), on passe une bougie no 16.

OBS. 60. — DESPRÉS. *Société de chirurgie*, 4 mai 1892. — « J'ai guéri un malade auquel j'ai enlevé deux centim. d'un urèthre rétréci et fistuleux ; je n'ai pas fait de suture : j'ai laissé la réunion se faire par bourgeonnement autour d'une sonde à demeure. La fistule opératoire s'est fermée d'elle-même au bout de quelques mois. »

N.   6

E. — Restauration après résection par suture des deux bouts

Obs. 61. — *Rétrécissement blennorrhagique. Résection de l'urèthre et suture des deux bouts. Guérison.* — Heusner. *Deutsch. med. Woch.*, n° 28, p. 1883. — Homme, 61 ans, atteint d'abcès périnéphrétique en juillet 1882 et guéri par l'incision, est porteur d'un rétrécissement blennorrhagique infranchissable. 16 novembre 1882, Heusner incise le périnée et l'urèthre en avant du rétrécissement, et malgré toutes ses recherches ne trouve pas le bout postérieur. Il pratique alors une seconde boutonnière à l'urèthre en arrière du rétrécissement, ce qui lui permet d'engager une sonde cannelée et de le sectionner sur toute sa longueur ; résection de 1 cent. 1/2 du canal. Les deux bouts sont suturés l'un à l'autre par 3 fils de catgut ; pas de suture des deux petites incisions longitudinales ; sonde à demeure. Le 3e jour, ablation de la sonde ; une bonne partie de l'urine passe par la plaie ; mais 3 semaines après la réunion du périnée était complète, et l'introduction d'un cathéter n° 17 facile. Revu 6 mois après, la guérison est maintenue et on passe un n° 20.

Dans un 2e article, sous le même titre (*Berlin klin. Wochens.*, n° 21, p. 367, 1887), et dans un article de Keyes (*Medical Record*, 25 mai 1889), nous trouvons des nouvelles de cet opéré qui succomba deux ans et 1/2 plus tard à une affection des reins ; le canal admettait une bougie n° 20, et à l'autopsie on constata qu'une cicatrice linéaire était le seul vestige de l'intervention.

Obs. 62. — *Sur la résection de l'urèthre dans les cas de rétrécissement.* — Heusner. *Berl. klin. Woch.*, n° 22, p. 367, 30 mai 1887. — Homme de 38 ans ; rétrécissement traumatique pour lequel il avait subi l'uréthrotomie externe et la dilatation forcée. Heusner fendit la portion rétrécie, comprenant le bulbe et une partie de la portion membraneuse ; puis l'excisa sur une longueur de 2 centimètres. Il eut de la peine à le séparer de l'arcade pubienne à laquelle le soudait un tissu cicatriciel. Les deux tronçons étaient distants de 3 centimètres ; le postérieur était peu mobile et l'antérieur fut détaché sur une étendue de 1 centimètre 1/2 de l'arcade pubienne ; suture des deux bouts par 5 points de catgut ; fermeture et drainage du périnée. Sonde à demeure 13 jours. A partir du 5e jour, une partie de l'urine passait par le drain du périnée.

Trois ans après. A plusieurs reprises le malade s'est fait dilater, la guérison s'est maintenue.

Obs. 63. — *Rétrécissement traumatique; fistule périnéale. Oblitération complète. Restauration du canal et guérison de la suture.* — Dunham. *Medical Times and Gazette*, Londres, 1873, t. I, p. 272. — Un enfant de 3 ans 1/2 tombe à califourchon et se fait au périnée une plaie assez étendue. Hémorrhagie assez abondante par la blessure et uréthrorrhagie ; tentatives de cathétérisme inutiles ; l'urine passe en totalité par la fistule. La miction ne se fait qu'au prix de grands efforts.

Cinq semaines plus tard, M. Durham passa un cathéter jusqu'au point rétréci et introduisit par la fistule une sonde cannelée sur laquelle il incisa le périnée et put introduire une sonde dans la vessie. La dissection des tissus voisins du trajet fistuleux mena sur les 2 bouts de l'urèthre qui fut complètement sectionné; bout antérieur complètement oblitéré; avivement, réunion par une suture à la soie et sonde à demeure. Une fistulette persista pendant plus d'un mois.

Revu au bout de 2 mois 1/2; la guérison était complète et le cathétérisme ne présentait aucune difficulté.

Obs. 64. — *Rupture de l'urèthre, suture des deux bouts par leur paroi supérieure. Guérison.* — Kœnig. *Deutsch Zeitch. für Chirurgie,* Bd XVI, p. 429. — Un homme de 29 ans est écrasé par une énorme pierre. Rétention d'urine et œdème du périnée; ponction de la vessie. Au bout de 3 semaines, abcès du périnée qui est incisé et reste fistuleux. Deux premiers débridements de la fistule sont pratiqués sans résultat bien appréciable. On se décide alors à une intervention plus radicale: longue incision périnéale; bouts de l'urèthre distants de 2 à 3 centimètres; orifice postérieur perdu dans une masse de tissus cicatriciels dont il est séparé par dissection. Les deux segments d'urèthre sont suturés par leur paroi supérieure seulement; sonde à demeure.

Quatre semaines après, bien qu'il restât une petite fistule, l'urine ne passait plus par le périnée; sonde 24. A la fin de mai 1881 (10 mois après l'opération) le malade écrit à l'opérateur que la guérison s'est maintenue, et qu'il continue à se dilater.

Obs. 65. — *Rétrécissement traumatique. Résection de l'urèthre, suture des deux bouts. Guérison.* — Parizot, *loc. cit.* — T..., 35 ans, entré le 26 septembre 1883, service de M. Mollière; est atteint d'un rétrécissement traumatique à la suite d'un accident survenu en mars dernier. Miction pénible; près de la racine des bourses induration de forme arrondie, présentant 3 cent. de diamètre. Cathétérisme impossible. On ne peut passer la plus petite sonde et M. Mollière décide une opération qui est pratiquée le 30 septembre.

Incision périnéale médiane de 5 centimètres qui permet de sentir la tumeur uréthrale. On enlève de la sorte une partie de la région bulbeuse de l'urèthre qui a une perte de substance de 2 cent. 1/2; sonde à demeure n° 18.

L'idée vient à M. Mollière de tenter la réunion par première intention et à l'aide de 3 points métalliques il suture les 2 bouts de l'urèthre et rétablit ainsi la continuité du canal. L'affrontement est très facile; on laisse pendre les fils à la partie inférieure de la plaie. Suture du périnée à l'aide de six fils métalliques; pas de drainage. Les bords de la solution de continuité sont un peu rouges, mais il n'existe ni tuméfaction, ni pus. Le 10° jour la réunion était en partie faite, il n'existait qu'une petite fistulette. Le 21° jour, ablation de la sonde et des fils métalliques mis sur l'urèthre. La fistule était complètement oblitérée le 3 novembre; 15 jours après la sortie, on passait aisément le n° 18. Cicatrice souple. Guérison parfaite.

Obs. 66. — *Rétrécissement traumatique. Abcès urineux et fistule. Résection et suture de l'urèthre. Guérison.* — Parizot, *loc. cit.* — S..., 55 ans, entré le 7 novembre 1883, service de M. Mollière ; n'a jamais eu de blennorrhagie mais a reçu un coup de pied dans la région périnéale le 21 mai 1883. En novembre, abcès urineux qui est incisé mais reste fistuleux. Le 9 décembre M. Mollière par une incision périnéale met à découvert une masse dure, calleuse qu'il extirpe en totalité ainsi que la portion du canal comprise dans son épaisseur ; celui-ci manque sur une longueur de 3 centimètres. A l'aide de 3 fils métalliques M. Mollière arrive assez facilement à aboucher et à suturer ces deux segments. Suture métallique de la plaie périnéale. Les fils uréthraux pendent à l'extérieur. Sonde à demeure et drainage de la plaie. Sonde à demeure 18 jours ; après son ablation le malade se sonda lui-même. La plus grande partie de la plaie périnéale se réunit par première intention au bout de quelques jours sauf deux points qui restèrent bourgeonnants et qui suintèrent un peu. Le 25e jour, le malade sortit complètement guéri avec un calibre normal et un périnée complètement fermé.

Obs. 67. — *Rétrécissement blennorrhagique. Fistule périnéale. Résection et suture de l'urèthre. Guérison.* — Parizot, *loc. cit.* — Homme 41 ans, entré le 15 décembre 1883, est porteur d'un rétrécissement blennorrhagique très ancien. Il a eu déjà plusieurs abcès périnéaux qui ont laissé des fistules largement perméables. C'est dans ces circonstances que le 28 décembre on procède à une résection de l'urèthre. Incision médiane de 4 centimètres. La peau disséquée et réclinée, on aperçoit une masse du volume d'une petite orange. Elle est excisée à l'aide d'une pince à griffes et de ciseaux, ainsi que toutes les portions dures, périphériques. L'urèthre manque sur une longueur de 3 centimètres, et par l'orifice postérieur rapidement trouvé, une sonde à demeure est placée. On tire sur le segment antérieur qu'on réunit au segment postérieur à l'aide de trois fils métalliques. Réunion de la plaie périnéale.

Le 15 janvier, la plaie périnéale est réunie en partie, les fils sont enlevés ; la réunion a manqué à la partie déclive.

Le 25 février, la plaie est complètement cicatrisée, la miction se fait sans difficulté, le jet d'urine présente un calibre normal. Jusqu'au 26 mars, date de sa sortie, aucune modification ne s'est produite.

Obs. 68. — *Rétrécissement blennorrhagique. Abcès urineux et fistules périnéales. Résection et suture de l'urèthre. Guérison.* — Parizot, *loc. cit.* — S..., Victor, 53 ans, entré le 30 janvier 1884, service de M. Mollière, pour une fistule et une tumeur périnéales consécutives à un rétrécissement blennorrhagique infranchissable. Le 1er février, après incision médiane, la tumeur calleuse est détachée des régions latérales saines. Elle englobe dans son épaisseur l'urèthre qui est réséqué sur une longueur de 1 cent. 1/2 environ. Le bout postérieur est aisément trouvé ; sonde à demeure ; à l'aide de 3 fils métalliques réunion des 2 bouts du canal, puis suture du périnée par 5 fils métalliques et petit drain. La portion enlevée est blanche, et résistante; par le point rétréci de l'urèthre on ne peut faire passer qu'un fil de 1 millimètre.

Dans les premiers jours la plaie se ferme en partie, mais il reste à la portion déclive un point par lequel s'écoulent quelques gouttes d'urine. Le 7 février, le malade retire sa sonde; l'urine passe en grande quantité par la plaie périnéale et on se décide à faire sauter la suture. M. Mollière croit que la sonde a été arrêtée par l'anse d'un fil et a désuni les deux bouts du canal; il enlève en effet un de ces fils qui pend au dehors et aussitôt la sonde pénètre. 21 mars, urine sans sonde; depuis 8 jours la plaie périnéale est complètement cicatrisée.

OBS. 69. — *Rétrécissement blennorrhagique. Abcès urineux et fistule périnéale. Résection et suture. Guérison.* — PARIZOT, *loc. cit.* — I..., 32 ans, entré à l'Hôtel-Dieu, le 18 février 1884, service de M. Mollière. Cet homme porte un rétrécissement blennorrhagique infranchissable, et à 2 centim. en arrière de la racine des bourses, on sent une tumeur dure, ovalaire, au sommet de laquelle s'ouvre une fistule.

Le 25 février, M. Mollière enlève cette tumeur calleuse, et en même temps excise le canal sur une longueur de 3 centim.; il trouve facilement le bout postérieur, et à l'aide de deux points de suture, abouche et suture les deux bouts de l'urèthre. Les fils métalliques ne passent pas à travers la muqueuse. Sonde à demeure; suture et drainage du périnée. Quatre jours après l'opération, état satisfaisant, mais le malade enlève sa sonde qu'il remet lui-même et franchit facilement le point réséqué.

Le 4 mars, la sonde est enlevée définitivement, ainsi que les points de suture; réunion parfaite, sauf au point le plus déclive.

Dans les jours suivants, il y a bien un peu d'induration périnéale et quelques difficultés de miction, mais à partir du 10 avril, le cathétérisme régulier est possible, et le 25, le malade sort complètement guéri. La fistule est fermée.

OBS. 70. — *Fracture du pubis et rupture de l'urèthre. Rétrécissement infranchissable. Résection uréthrale et uréthroplastie.* — MOLLIÈRE. *Lyon médical*, 1885, p. 464. — Le 10 août 1884, ce malade, employé au P.-L.-M., fut tamponné et son bassin fut serré entre le quai de la gare et le tampon d'une locomotive. Quelques heures après, tuméfaction du périnée et uréthrorrhagie. Pendant huit jours, la vessie fut vidée à l'aide de ponctions aspiratrices, et au bout d'un mois il urinait à peu près bien. Mais le 15 octobre, la dysurie était telle qu'il entrait dans le service de M. Mollière.

Le 6 novembre, incision périnéale; mais devant l'impossibilité de trouver le bout postérieur, le doigt fut introduit dans le rectum comme guide, la prostate abaissée, et une incision pratiquée pour débrider le ligament de Carcassonne et la partie supérieure de l'urèthre. On pénétra dans la vessie, une sonde fut placée dans l'urèthre après excision minutieuse de tous les tissus cicatriciels. Des fils métalliques profonds et superficiels réunirent et les bouts uréthraux et le périnée. Un petit drain fut introduit entre les deux derniers points de suture superficielle. La réunion fut immédiate, sauf au niveau du petit drain; petite fistule purulente à ce niveau, pendant 10 jours. Pas de difficulté à changer la sonde enlevée au bout de 12 jours.

Le malade continue néanmoins à se sonder jusqu'à fermeture complète de l'orifice. Sorti guéri le 6 décembre. Revu le 23 janvier (3 mois plus tard), guérison maintenue, périnée souple, petite cicatrice linéaire.

OBS. 71. — *Rétrécissement traumatique guéri par excision.* ROBSON. — *British. med. Journal*, 7 mars 1885, p. 481. — Jardinier de 48 ans, qui 3 ans auparavant avait fait une chute à califourchon sur une barre de fer ; à la suite, uréthrorrhagie et peu de temps après difficultés de la miction. Plusieurs tentatives de dilatation ne donnent aucun résultat.

Le 24 mai 1884, sur un conducteur introduit jusqu'au rétrécissement, incision médiane du périnée qui permet d'arriver sur le rétrécissement ; incision de l'urèthre en avant de lui et excision totale de cette masse longue de 3/4 de pouce ; sur une sonde réunion des 2 bouts cruentés de l'urèthre à l'aide d'une suture continue au catgut ; l'incision longitudinale faite à l'urèthre fut également suturée. Pendant quelque temps il passa un peu d'urine par la boutonnière, mais la plaie se réunit par bourgeonnement. Un mois après le cathétérisme était facile.

Revu le 10 septembre 1884, près de 4 mois plus tard, le malade va bien et son canal admet un n° 13.

OBS. 72. — *Chute à califourchon. Rupture incomplète. Suture de la plaie uréthrale. Rétrécissement. Résection et suture des deux bouts.* — LOCQUIN. *Soc. chirurg.*, 26 octobre 1887, p. 603. — Homme de 48 ans, tombe à cheval sur le bord d'un tonneau. Ecchymose étendue, pas de tumeur périnéale nette, et pendant 5 jours, ponction de la vessie. Au 8e jour, longue incision périnéale à la suite de laquelle les tissus se détergent, et le 11 mars, nouvelle opération dans le but de faire la suture des 2 bouts du canal. On trouve une rupture incomplète et entre les 2 bouts de l'urèthre existe un pont large de 2 à 3 millim. ; on avive les tronçons du canal et on les suture l'un à l'autre avec des fils de soie phéniquée sur une sonde en gomme.

Réunion par-dessus des lambeaux de la plaie périnéale.

Le 15 mars, la sonde se bouche, l'urine passe par le périnée. A dater de ce jour dilatation à l'aide des béniqués.

Mais le rétrécissement reparaît et le 15 juin nouvelle opération. Incision en T et ouverture du canal sur le cathéter cannelé. Le bout antérieur se termine en cul-de-sac en ce point et immédiatement au-dessous on trouve une masse dure et résistante qui est sectionnée longitudinalement, ce qui permet de tomber sur le bout postérieur, toute la partie indurée est réséquée, le bout postérieur n'existe presque pas ; on régularise aussi nettement que possible sa surface de section et tirant avec des fils passés sur le bout antérieur, on l'amène au contact. 6 points de suture assurent l'affrontement très exact. L'hémorrhagie rend la suture périnéale impossible. Sonde à demeure.

Le 20. Réunion des lambeaux du périnée par suture enchevillée.

Revu en janvier 1887. Guérison maintenue.

Obs. 73. — *Rupture de l'urèthre. Tentative de suture immédiate; échec. Résection de la cicatrice, suture des bouts de l'urèthre. Guérison.* LOCQUIN. — *Gazette des hôpitaux*, 1886, p. 170, et *loc. cit.* — Enfant de 11 ans tombe à califourchon sur une barre de fer ; le lendemain, tumeur périnéale et début d'infiltration d'urine ; incision immédiate du périnée pour enrayer ces accidents. Cinq jours après l'auteur tente la suture des deux bouts, mais ne peut aviver le bout postérieur et se contente de placer une sonde à demeure. Celle-ci s'incruste rapidement et doit être retirée le troisième jour. La récidive est rapide et l'enfant pisse par son périnée.

Deux mois plus tard, nouvelle intervention. Le périnée est incisé suivant deux lignes, l'une transversale, l'autre longitudinale. Un cathéter introduit jusqu'au rétrécissement permet de découvrir le bout antérieur. Celui-ci est obturé par une masse cicatricielle qui est réséquée. Le bout postérieur est également avivé et disséqué jusqu'au ligament de Carcassonne. Sonde nº 14 à demeure et des fils passés dans le bout antérieur permettent de l'amener facilement au contact du bout postérieur. L'affrontement est aussi complet que possible. Suture du périnée, mais seulement dans sa moitié antérieure. Cicatrisation rapide sauf une fistulette fermée au bout de 8 jours.

Revu un an plus tard, pas de récidive, le canal admet une bougie nº 15.

Obs. 74. — *Rétrécissement traumatique. Résection et suture de l'urèthre. Guérison.* — KOENIG et STRICKER, *loc. cit.* — A..., 25 ans, entré le 1er octobre 1880; est tombé la veille à califourchon sur une planche ; augmentation de volume du périnée et rétention. Incision périnéale qui conduit dans une cavité remplie d'une masse de caillots sanguins ; l'urèthre, grâce à la sonde est facilement découvert et on constate une déchirure transversale totale siégeant en avant du bulbe, également déchiré sur une longueur de 1 centim. Le bout postérieur est rapidement trouvé; sonde à demeure. Suites opératoires normales. Au bout de quatorze jours le cathétérisme est facile.

Mais le malade revient fin octobre 1881 avec des symptômes de rétrécissement et un abcès urineux. Incision périnéale et après avoir excisé le rétrécissement sur une longueur de 1 centim., les deux bouts du canal sont suturés l'un à l'autre à l'aide de quatre fils de catgut.

Le 29 octobre, l'état est aussi satisfaisant que possible. Apyrexie, urines claires.

Au mois de novembre, le périnée est fermé et le canal est perméable pour les grosses sondes.

Obs. 75. — *Rupture totale de l'urèthre. Uréthrotomie externe Rétrécissement consécutif et fistule périnéale. Résection ; uréthrorrhaphie. Guérison.* — SOCIN et HAGLEN. *Deutsch Zeits für Chirurgie*, 13 juin 1889, p. 209. — F. S..., 24 ans, est tombé en 1878 sur le dossier d'une chaise. Œdème immédiat du périnée, rétention d'urine, et à la suite de tentatives infructueuses de cathétérisme, uréthrotomie externe. Malgré de nombreuses séances de dilatation, il persista une fistule périnéale jusqu'en 1887, époque à laquelle le ma-

— 88 —

lade contracta une blennorrhagie ; en quelques semaines, le rétrécissement
devint très serré.

30 janvier 1888, sur la ligne médiane orifice fistuleux donnant passage à quelques gouttes d'urine ; miction spontanée très douloureuse, et à l'exploration du
canal, dans la portion bulbeuse, un rétrécissement admettant une bougie n° 7.
La dilatation ne fait aucun progrès.

Le 29 février 1888, incision périnéale médiane de 8 centim. ; incision de
l'urèthre sur conducteur dans une étendue de 3 centimètres. A la partie
supérieure de cette boutonnière uréthrale, le rétrécissement se présente sous
la forme d'une bandelette transversale presque circulaire, en arrière de
laquelle on trouve à 1 centim. l'orifice interne de la fistule. Résection de
la totalité de l'urèthre sur une longueur de 1 centim. Puis les deux lèvres de la
paroi supérieure sont réunies par trois fils de catgut dont l'un est noué à l'intérieur. La suture est complétée par quatre fils de soie qui passent dans la muqueuse. Par une suture continue à la soie, on réunit les tissus péri-uréthraux,
mais la plaie cutanée est laissée béante et simplement tamponnée ; sonde à
demeure.

Les jours suivants, l'urine s'écoule par la sonde qui est retirée le 2 mars ; miction spontanée impossible ; cathétérisme régulier.

Le 9 mars. Le malade urine seul, mais à la suite d'un violent effort, l'urine
s'échappe abondamment par le périnée. Réunion par bourgeonnement ; le 30,
cicatrisation complète sauf une petite fistule. Cette fistule persiste jusqu'à ce
que deux fils de soie aient été éliminés spontanément et que Burckhardt en ait
enlevé un à l'aide de l'endoscope.

OBS. 76. — *Rupture de l'urèthre. Uréthrotomie externe. Récidive.
Résection de l'urèthre. Uréthrorrhaphie. Guérison.* — SOCIN et HAGLER,
loc. cit. — Maçon de 42 ans, tombé le 11 août 1885 à cheval sur une barre de fer
large de 6 centim., pas de plaie extérieure, mais œdème immédiat du périnée
et du scrotum et rétention d'urine.

Cathétérisme qui donna issue à deux litres d'urine sanguinolente. La miction
spontanée restant impossible, le 19 août incision périnéale par laquelle s'échappe
un demi-litre de pus fétide. Depuis ce moment, fistule donnant passage à l'urine.
En octobre, le malade amélioré quitte l'hôpital.

Il revient le 14 février 1888, accusant des difficultés extrêmes de la miction ;
aussi le 11 février, incision périnéale de 8 centim., allant du scrotum à 2 centim. de l'anus ; au voisinage de la portion membraneuse, noyau cicatriciel, dur,
long de 3 centim. qui est incisé sur une sonde et excisé en totalité. Les bouts
de l'urèthre sont assez mobiles : les deux lèvres de la paroi supérieure sont alors
suturées par trois points de catgut noués à l'extérieur ; trois points réunissent
également les deux lèvres de la paroi inférieure ; toutes ces sutures passent dans
la muqueuse. Suture à la soie de la moitié antérieure seulement de la plaie du
périnée. Sonde à demeure.

Le 14 mars, il n'existe plus qu'une petite plaie et c'est à peine si quelques
gouttes passent ; sort guéri le 22 mai, bougie n° 23.

Revu le 26 novembre 1888, 9 mois après l'opération, guérison maintenue.

OBS. 77. — *Rupture partielle de l'urèthre. Uréthrotomie externe. Rétrécissement traumatique et fistule périnéale. Résection ; uréthrorrhaphie. Guérison.* — SOCIN et HAGLER, *loc. cit.* — J. S..., âgé de 11 ans, tombe en octobre 1886 à califourchon sur une barre de fer. Douleurs, pas d'hémorrhagie, rétention, cathétérisme assez facile, et le lendemain matin, miction spontanée. Trois jours après, incision périnéale et sonde à demeure : une fistule persiste et la dilatation reste sans résultat.

Le 25 janvier 1887, incision périnéale de 8 centim., allant du scrotum à l'anus. Excision de la fistule, au point d'abouchebement de laquelle l'urèthre manque sur une étendue de quelques millimètres; au point correspondant de la paroi supérieure, bandelette cicatricielle dépourvue de muqueuse. On fait alors de chaque côté de l'urèthre une incision transversale et la partie cicatricielle est réséquée sur une longueur de 3 centim.

Dissection rapide des deux bouts qui sont facilement amenés au contact et fixés dans cette position par 6 points de soie fine comprenant la muqueuse ; tous, sauf un, sont noués à l'intérieur. Réunion de la plaie périnéale par suture au catgut avec petit drain dans l'angle postérieur.

1er février. La sonde est retirée. La réunion s'est faite, sauf en un point qui laisse passer une petite quantité d'urine. L'urèthre admet une bougie n° 14. La plaie périnéale s'ouvre trois fois pour livrer passage à un fil de soie et se ferme définitivement au mois d'avril.

OBS. 78. — *Uréthrectomie pour rétrécissement.* — CACCIOPOLI. *Incurabili*, anno V, 1890, Naples. — Homme de 51 ans, atteint depuis longtemps d'un rétrécissement blennorrhagique, a eu déjà une infiltration et porte deux fistules, l'une à la racine de la verge, l'autre au périnée. Le cathétérisme est impossible; on essaye l'uréthrotomie externe; mais on ne trouve pas l'urèthre enserré dans un tissu dur et fibreux.

L'auteur pratique la résection de ce tissu sur une longueur de 3 centimètres, trouve les 2 bouts qu'il adosse et suture par quatre points de catgut, sans comprendre la muqueuse; drainage de l'angle inférieur.

22 jours après le malade sort guéri.

OBS. 79. — *Rétrécissement infranchissable, résection circulaire de 4 centimètres. Suture. Guérison.* — CALALD. Spitalul Bucuresci, 1890, t. X, p. 402. — Malade de 36 ans, atteint d'un vieux rétrécissement blennorrhagique infranchissable à 14 cent. du méat ; on sent en ce point une nodosité très saillante.

Le 17 mai 1890, incision du périnée sur une longueur de 8 centimètres ; l'urèthre est rapidement découvert ; le rétrécissement, qui mesure une longueur de 4 cent., est excisé en entier et les deux bouts sont mobilisés dans une étendue de 1 centimètre.

Sur une sonde de Nélaton, n° 21, introduite dans la vessie par le méat, les deux tronçons d'urèthre, malgré leur friabilité, sont amenés au contact et maintenus dans cette position par quelques points de catgut ; quelques-uns de ces fils passent même à travers la sonde qui est ainsi fixée à demeure. Suture du périnée à 2 étages, petit drain dans la plaie.

Suites opératoires très simples ; l'urine ne passe par le périnée à aucun moment. Le 5e jour, à la suite d'un effort de toux, le malade expulse spontanément sa sonde qui est remplacée pour être définitivement supprimée le 23e jour ; quelques séances de cathétérisme.

Revu un an après : guérison complète, miction aisée, cathétérisme facile, érections normales sans déviation de la verge.

Obs. 80. — *Rétrécissement traumatique, rétention complète d'urine. Cystotomie sus-pubienne, cathétérisme rétrograde. Résection de la partie rétrécie de l'urèthre. Guérison.* — PAOLI ERASME. *Clinica chirurgica Propedeutica dell' Universita di Perugia,* juin 1891, p. 1. — Homme de 58 ans, avait fait à 25 ans une chute à califourchon sur une barre de bois. Malgré une uréthrorrhagie abondante et une rétention, la miction s'était rétablie spontanément ; à la suite dilatation.

Mais en mai 1890, rétention aiguë d'urine. Les tentatives de cathétérisme ayant échoué, le 21, l'auteur pratiqua la cystotomie sus-pubienne ; introduction par la vessie d'un cathéter métallique arrêté dans la région bulbaire ; une 2e sonde introduite par le méat restait distante de la première de quelques millimètres. Incision périnéale qui permit de constater la présence d'un noyau cicatriciel très dur, de 18 millim. de large, faisant saillie dans la lumière du canal qu'il bouchait.

Excision transversale de la portion saillante et altérée de l'urèthre ; suture transversale des 2 bouts avec un fil de catgut passé en surjet ou laissant une petite ouverture en bas. Sonde à demeure.

Les jours suivants, l'incision périnéale ne donne pas passage à l'urine et le 10 juin la plaie périnéale est fermée et le cathétérisme facile.

31 août, la guérison se maintient.

Obs. 81. — *Rupture de l'urèthre par chute à califourchon. Uréthrotomie externe. Rétrécissement cicatriciel. Résection de la partie rétrécie. Guérison.* — PAOLI ERASME, *loc cit.* — Homme, 22 ans. Chute à califourchon ; rétention aiguë d'urine ; tuméfaction du périnée ; pas d'uréthrorrhagie ; cathétérisme qui donne issue à de l'urine sanguinolente. Le lendemain matin, 29 avril 1887, uréthrotomie externe qui permet de voir l'urèthre complètement divisé au collet du bulbe. Sonde à demeure, mais malgré la dilatation, le rétrécissement devient plus serré et des troubles apparaissent ; on ne passe qu'un n° 5.

3 février 1888, incision de la racine des bourses à l'anus ; au voisinage du collet du bulbe, l'urèthre est enserré dans un tissu de cicatrice épais et résistant. La partie rétrécie est excisée sur une longueur de 14 à 15 millimètres. La réunion des 2 bouts est facile et assurée avec des points isolés de catgut passés

sous la muqueuse. Cathéter à demeure. Les parties molles du périnée sont réunies plan par plan à l'aide de points de suture perdus. Tube à drainage au contact de l'urèthre.

Le 15, ablation de la sonde ; un peu d'urine passe par la plaie ; le cathéter est remis immédiatement. Revu en juillet. État satisfaisant.

Obs. 82. — *Rupture du canal de l'urèthre et uréthrorrhaphie.* — J. THIRIAR. *La Clinique*, Bruxelles, 20 décembre 1888, p. 801. — Enfant de 12 ans, entré le 16 novembre 1887, était tombé à califourchon deux mois avant sur le bord d'un tonneau ; écoulement considérable de sang, rétention d'urine, infiltration, gangrène et consécutivement vaste plaie périnéale par laquelle l'urine s'échappe en entier.

A l'entrée on constate à gauche de la racine de la verge l'existence d'une plaie en partie cicatrisée. Une partie de la peau du scrotum manque de ce côté, elle est remplacée par un tissu cicatriciel qui a refoulé et fixé le testicule à la racine de la verge vers l'orifice du canal inguinal. En écartant de la cuisse ce qui reste du scrotum, on trouve près de l'arcade pubienne un orifice par où s'écoule l'urine lors de la miction. Une sonde y pénètre facilement et arrive dans la vessie. Cette sonde, au contraire, lorsqu'elle est introduite par le méat s'arrête à 8 centim.

21 décembre 1887. Dissection et excision de tout le tissu fibreux cicatriciel ; le bout postérieur fut libéré de ses adhérences et avivé soigneusement ainsi que le bout antérieur. Il me fut facile d'accoler les deux orifices et de les suturer exactement à l'aide de 4 catguts n° 2. Après avoir placé à demeure une sonde de Nélaton, je taillai deux lambeaux cutanés de chaque côté de ma plaie, de façon à pouvoir recouvrir exactement celle-ci ; ces lambeaux furent soigneusement suturés ; pansement à l'iodoforme.

Réunion par première intention. Le 25 décembre, ablation de la sonde ; l'enfant put uriner par son canal restauré. Sorti le 18 janvier 1888, il urine par le canal avec la plus grande facilité.

Obs. 83. — *Rétrécissement blennorrhagique chez un tuberculeux, fistule périnéale. Résection circulaire de 1 centim. 1/2. Guérison.* — ALBARRAN. *Congrès français de chirurgie*, 1892. — M. O..., 52 ans ; il y a 13 ans première chaudepisse qui, mal soignée, a duré, avec des recrudescences, pendant plusieurs années. Il y a 3 ans, abcès en arrière des bourses, terminé par la formation d'une fistule. L'exploration du canal montra alors un rétrécissement qui fut dilaté, et depuis le malade a continué lui-même à se passer de gros béniqués. Malgré ces soins la fistule s'est ouverte à plusieurs reprises et depuis un an elle ne se ferme plus.

Je constate que le canal admet une boule n° 20 ; on sent un anneau dans la région bulbaire. A 3 centim. en arrière des bourses et à un de la ligne médiane, orifice fistuleux, à travers lequel on ne peut avec un stylet sentir un instrument métallique introduit dans l'urèthre. Tout autour tissu scléreux, mais pas de véritable tumeur périnéale. Les épididymes présentent des noyaux tuberculeux typiques, la prostate est un peu bosselée ainsi que la pointe de la vésicule séminale droite.

Peu de fréquence des mictions ; les urines sont assez claires ; à chaque miction, le malade perd par sa fistule une petite cuillerée à café de liquide. État général du malade assez bon quoique le sommet du poumon droit présente des signes d'induration.

Quatre jours avant l'opération, grands lavages uréthraux avec un litre 1/2 de solution de permanganate à 1/3000.

Le 9 juin, après lavage du canal au nitrate d'argent, je place dans l'urèthre une sonde molle n° 20, destinée à rester à demeure ; incision périnéale médiane ; je rencontre du tissu scléreux et j'arrive à l'urèthre vers la partie postérieure du bulbe, là où le stylet me montrait le siège de la lésion.

J'incise l'urèthre sur la paroi inférieure dans l'étendue de 1 centim. 1/2 et je constate que la muqueuse est friable dans toute la circonférence du canal : cela me décide à réséquer circulairement cette portion malade ; je fais ensuite avec la curette un grattage de la portion prostatique, je réséque complètement la fistule et le tissu dur qui l'entoure et je procède aux sutures.

L'abouchement étant des plus faciles, un premier plan de sutures réunit bout à bout les deux extrémités de l'urèthre sectionné. Un second plan comprend en suture longitudinale les débris de tissu fibro-spongieux, un troisième plan réunit toutes les parties molles, excepté la peau qui forme un quatrième étage. Toutes les sutures, excepté celle de la peau qui est faite au crin, sont en catgut. Pas de drainage, pansement compressif par un double spica.

Le traitement consécutif consiste en de fréquents lavages vésicaux et uréthraux. Tous les trois jours la sonde fut changée et le 7e jour ablation des points de suture. Réunion complète ; je fis uriner le malade devant moi, et tout s'étant bien passé je remis encore la sonde à demeure que je n'enlevait complètement que le 20e jour.

Actuellement, 10 mois après l'opération, le périnée parfaitement souple laisse voir à peine la cicatrice de l'incision ; on passe facilement une sonde molle de Nélaton n° 22.

Obs. 84. — *Rétrécissement traumatique. Échec de la méthode de Wœfler. Abouchement et suture. Guérison.* WALKER. *Harper Hospital Bulletin*, Détroit, octobre 1890, t. I, p. 33. — C..., 14 ans ; rupture de l'urèthre par chute à califourchon, ecchymose et gonflement du périnée ; sous le chloroforme on passe un cathéter n° 4 bientôt retiré par le malade. 8 jours après, incision d'un gros abcès périnéal qui reste fistuleux. Un mois plus tard uréthrotomie externe, mais la fistule persiste. Le 28 mai, tentative de restauration par le procédé de Wœfler : résection de l'urèthre sur une longueur de plus d'un pouce et transplantation d'un lambeau de muqueuse intestinale d'un lapin. Pas de suture, sonde à demeure. 5 jours après, apparence complète de réunion, mais bientôt on s'aperçoit que l'échec est complet.

On procède alors à l'abouchement des deux bouts du canal après libération et on les suture à l'aide de 5 fils de catgut. Pas de suture du périnée ; sonde à demeure pendant 5 jours. Réparation rapide de la plaie. Revu quelques mois après. Guérison maintenue.

Obs. 85. — *Rétrécissement traumatique. Résection. Abouchement et suture. Guérison.* — Witzel, in Eugen Strietholt. Inaugural dissertation, Munster 1892. — Laboureur de 24 ans, a fait une chute à califourchon il y a 10 ans; à la suite, urétrorrhagie, tuméfaction du périnée et cathétérisme impossible qui nécessite une ponction. Depuis 1 an, fistule périnéale, qui livre passage à la majeure partie des urines; rétrécissement infranchissable. Le 29 mars 1890, première uréthrotomie externe qui est bientôt suivie d'une seconde le 17 mai, le rétrécissement se reconstituant très rapidement.

Le 13 août on procède à la résection de l'urèthre; excision d'un cylindre de 3 centim. Le trajet fistuleux est ensuite incisé et sa surface tapissée d'épithélium est rabattue sur la brèche uréthrale. Les deux segments uréthraux sont rapprochés et suturés à l'aide de 6 points de catgut passés à travers la muqueuse. Au-dessus, suture d'un lambeau emprunté aux couches profondes des parties molles; sonde à demeure.

Suites régulières; le 3 septembre la plaie est complètement guérie.

Obs. 86. — *Rétrécissement traumatique. Résection de l'urèthre. Abouchement et suture. Guérison.* — Witzel, in Eugen Strietholt. Inaugural dissertation, Munster, 1892. — Un homme de 41 ans a fait il y a 2 ans une chute à califourchon; à la suite, uréthrorrhagie, rétention et bientôt après rétrécissement infranchissable. Une première uréthrotomie externe pratiquée le 5 mars 1891 reste sans résultat. Le 16 mai on fend la fistule par une incision médiane et on excise la portion rétrécie longue de 3 centim. Les extrémités des bouts de l'urèthre sont abouchées et suturées à l'aide de catgut. Au-dessus un lambeau est fait à l'aide des parties molles du périnée et un troisième plan à la soie, réunit les lèvres cutanées.

Rien de notable les premiers jours, mais le 25 on s'aperçoit que la suture cutanée n'a pas tenu et le 31 on procède à un petit avivement suivi de suture. Le 14 juin le cathéter passe facilement, mais la plaie n'est pas encore tout à fait fermée; le malade sort néanmoins.

Obs. 87. — *Rétrécissement traumatique. Résection de l'urèthre. Guérison.* — Résumée par le Prof. Guyon. au *Congrès français de chirurgie.* 1892. — H. L..., 64 ans; à l'âge de 20 ans, léger écoulement; le 10 juillet dernier, sur une maison en construction, il fait un faux pas en enjambant une porte, et son périnée tombe de 20 centim. sur l'arête d'une planche large de 4 centim.; immédiatement après, il constate sur la bourse gauche une plaie linéaire de 2 à 3 centim. Une demi-heure après l'accident, la première miction est très douloureuse et sanglante; cet état dure de 6 à 8 jours, sans frisson, ni douleur, ni gonflement du périnée. C'est 30 jours après l'accident qu'ont apparu les premières difficultés de miction, qui sont devenues tout à fait inquiétantes au bout de deux mois. A l'entrée, les reins ne sont pas douloureux, la vessie se vide et les urines sont très légèrement troubles. Sur la moitié gauche du scrotum, cicatrice linéaire superficielle: pas de cicatrice périnéale, mais à la palpation, noyau dur, de 2 centim., adhérant au canal, au niveau duquel on est arrêté avec toutes les bougies; au retour, pas d'anneau dans le canal antérieur.

6 novembre 1891. Sous le chloroforme, toutes les tentatives de cathétérisme restent infructueuses : introduction du petit conducteur de Symes. Incision médiane de 6 centim. qui ne rencontre pas de tissu cicatriciel ; ponction en avant du rétrécissement de l'urèthre dont les deux lèvres sont écartées à l'aide de deux fils suspenseurs. M. Guyon incise alors directement au bistouri le rétrécissement, en se tenant rigoureusement sur la ligne médiane, et du premier coup, tombe dans le bout postérieur. A l'aide de la tige, une sonde à bout coupé n° 19 est introduite dans la vessie et ramenée d'arrière en avant, jusqu'au méat. Le doigt perçoit alors nettement que les lèvres, au point incisé, sont indurées et épaissies : ce noyau est réséqué avec soin ; ses limites antérieure et postérieure sont peu nettes et latéralement il déborde la demi-circonférence du canal. Il reste, après son ablation, une perte de substance mesurant 23 millim. dans le sens antéro-postérieur et la paroi supérieure est réduite à une étroite bande, plus large en avant qu'en arrière. M. Guyon confie le soin de faire la suture à M. Albarran qui réunit bout à bout les deux segments uréthraux à l'aide de trois points de catgut fin, un médian et deux latéraux qui comprennent la muqueuse. Réunion des parties molles du périnée par six points ; suture de la peau par quatre crins superficiels et trois profonds qui passent dans le plan susjacent. Pas de drainage. Sonde à demeure. Double spica compressif.

Pendant les deux premiers jours, la température est normale, mais l 9, elle monte à 38° ; on défait le pansement et on trouve que le crin le plus antérieur a suppuré, mais c'est à peine si la pression fait sourdre deux ou trois gouttes de pus ; il ne passe pas d'urine. Le 14, la réunion est complète ; ablation des crins · la sonde à bout coupé est remplacée par une sonde molle, passée facilement à l'aide d'un mandrin.

48 heures après, elle sort spontanément ; on essaie vainement de la remettre et on laisse le malade pisser librement.

Le 28 novembre, les conducteurs accrochent ; mais le béniqué 30 passe facilement en donnant la sensation de deux ressauts dans la partie profonde du périnée.

Dans les premiers jours de décembre, le malade revient ; on passe facilement le béniqué 59 qui n'accuse plus qu'un seul ressaut ; il n'est pas serré et ressort tout seul en inclinant la verge.

Revu en avril 1892. Même état ; même calibre.

Obs. 98. — *Rétrécissement traumatique ; résection de l'urèthre. Guérison.* — Résumée par le professeur GUYON au *Congrès français de chirurgie,* 1892. — L. J..., âgé de 26 ans, a eu deux chaudepisses ; le 19 octobre 1891 le brancard d'une brouette vient dans un mouvement de recul heurter son périnée. Immédiatement après, uréthrorrhagie et après la miction les dernières gouttes sont suivies d'un fort jet de sang. Cette hémorrhagie dure 7 jours, pendant lesquels il se sonde lui-même. Le 7ᵉ jour il prend la résolution de passer un temps fort long sans uriner ; à l'aide de compresses froides sur le ventre il se retient volontairement pendant 33 heures, et à la suite l'hémorrhagie ne reparut plus. C'est vers le 18ᵉ jour après l'accident qu'est apparue la première gêne par obstacle à l'urine ; elle n'a fait qu'augmenter et s'est bientôt accompagnée d'une violente douleur dans le côté droit. A l'entrée on constate l'absence de cicatrice scrotale ou périnéale ; à la palpation du périnée on constate la présence d'un noyau situé très en arrière, du volume d'une noisette, dur rigoureusement médian. Le canal antérieur est libre de tout anneau, mais on ne peut franchir le point rétréci qu'avec une bougie de Béniqué ; la vessie se vide, les reins ne sont pas sensibles. Au bout de quelques séances de dilatation on arrive à passer le béniqué 30.

30 novembre 1891. Chloroforme. Béniqué 30 introduit sur conducteur. Incision périnéale médiane de 5 cent. s'arrêtant à peine à 15 millim. de l'anus ; division successive des couches sous-cutanées qui permet de se rendre compte que le tissu cellulaire est indemne de toute cicatrice ; section du plan formé par les bulbo-caverneux ; le noyau, alors nettement senti, siège en avant du bulbe ; dans le sens antéro-postérieur il mesure 8 millim. et de chaque côté il se perd insensiblement sur les parties latérales de l'urèthre. M. Guyon le fend ; il est de consistance ligneuse. Il est enlevé en entier et à sa place il reste une perte de substance mesurant les 2/3 de la circonférence du canal. La paroi supérieure apparaît parfaitement saine et est réduite à une étroite bande de 3 à 4 millim. de large ; par leur face inférieure les deux segments uréthraux sont distants de 15 millim. environ ; sonde à bout coupé ramenée jusqu'au méat. En raison de l'adossement facile des 2 segments uréthraux M. Guyon les suture l'un à l'autre par 8 points de catgut ne passant pas à travers la muqueuse. La suture du périnée comprend les plans suivants : un premier mais en arrière seulement formé par 3 points réunit les bulbo-caverneux ; un deuxième réunit par 8 points le tissu cellulaire sous-cutané, les lèvres de ce tissu sont adossées l'une à l'autre comme dans une suture de Lembert et les fils sont noués sans double nœud. La suture cutanée comprend trois points profonds au crin passant dans le plan sus-jacent, et 5 points superficiels. Pas de drainage. Double spica compressif. Ablation des fils profonds le 2 décembre, de la sonde le 6, des crins superficiels le 7. Réunion primitive totale. Depuis, le malade a uriné parfaitement et a même eu une perte séminale qui n'a modifié en rien l'aspect de la plaie. A sa sortie, le 17 décembre, on passe le béniqué 50.

Revu le 18 juin 1892 (6 mois plus tard), il ne s'est jamais fait sonder, il prétend uriner mieux qu'avant son accident. On passe le béniqué 50 qui est à peine serré au niveau du point réséqué.

Obs. 89. — ALBARRAN. *Congrès de chirurgie*, 1892. — J..., 47 ans, entré à Necker le 7 janvier 1892. En 1870, ce malade a reçu une balle de fusil qui, pénétrant par la partie inférieure de la fesse gauche, a traversé le périnée et est sortie au niveau du scrotum ; infiltration d'urine, gangrène et fistule persistante ; depuis 21 ans ce malade a subi plusieurs incisions périnéales pour des abcès, et deux uréthrotomies internes. A l'entrée, périnée cicatriciel induré avec deux fistules, la plus antérieure au niveau de la portion postérieure du scrotum qui a presque complètement disparu et est remplacé par du tissu cicatriciel. L'urèthre est rétréci dans toute la traversée du périnée, et n'admet qu'un explorateur à boule n° 12, urines purulentes ; vessie sensible ; état général bon ; on ne peut pousser la dilatation que jusqu'au béniqué 24.

Opération, le 6 février 1892. — Uréthrotomie interne et sonde à bout coupé n° 18. Incision périnéale médiane qui conduit dans une cavité tapissée par une muqueuse rouge et communiquant avec les fistules cutanées : cette cavité se trouve séparée de la sonde introduite dans l'urèthre par une épaisseur de tissus d'au moins 2 centimètres. Surpris de trouver en plein périnée une muqueuse présentant l'aspect de la muqueuse de l'urèthre, j'explore avec une bougie la cavité qu'elle tapissait et je constate alors qu'on peut facilement pénétrer très profondément, probablement jusque dans la vessie. En imprimant des mouvements à la bougie périnéale j'acquiers la conviction qu'en un point elle doit toucher la sonde introduite par l'urèthre après l'uréthrotomie. Je remplace alors la bougie périnéale par une sonde et je constate que le liquide que j'y injecte sort facilement par la sonde uréthrale. Je me trouvai donc en présence de deux canaux uréthraux superposés qui devaient se rejoindre avant d'arriver dans la vessie. L'urèthre supérieur était sans doute une vieille fausse route entretenue depuis plus de 20 ans par des cathétérismes répétés et par deux uréthrotomies, tandis que l'urèthre inférieur représentait la portion périnéale de l'ancien urèthre sectionné par la balle. Je sectionnai alors toutes les parties molles qui séparaient les deux urèthres et j'arrivai ainsi après un trajet long de 4 centim. au niveau du bec de la prostate ; là les deux urèthres se rejoignaient. Je pensai alors à reconstituer un nouvel urèthre unique en me servant d'une portion de chacun des deux puisque tous deux étaient revêtus par une muqueuse : dans ce but j'extirpai la demi-circonférence inférieure de l'urèthre supérieur et la demi-circonférence supérieure de l'urèthre inférieur et je suturai ensuite longitudinalement entre elles les deux moitiés restantes de chaque urèthre. Deux points complémentaires placés à l'extrémité antérieure me permirent de fermer complètement le nouveau canal autour de la sonde. Suture à double plan du périnée quoique la vitalité de ces tissus me parût fort compromise. Suites simples ; malgré une désunion partielle superficielle de la plaie, la guérison survint sans encombre. Le malade sortit de Necker complètement guéri un mois après l'intervention, et on pouvait lui passer facilement le béniqué 48 : sa cystite était très améliorée. Un mois après son départ, c'est-à-dire deux mois après l'opération, j'ai revu ce malade en parfait état. Son canal admet le béniqué 50.

Obs. 90. — *Rétrécissement traumatique. Résection de l'urèthre. Guérison.* — Jouon. Société de chirurgie, 27 avril 1892. — T. L..., 67 ans, fait le 7 août 1891 une chute à califourchon : rétention d'urine pour laquelle un médecin pratique le cathétérisme ; bientôt une dysurie croissante se déclare et en septembre un abcès périnéal s'ouvre au périnée et reste fistuleux. A l'entrée on trouve sur le périnée à 2 cent. à droite du raphé un orifice fistuleux par lequel sort la majeure partie de l'urine et tout autour duquel existe une masse cicatricielle longue de 16 millim. ; rétrécissement infranchissable.

Le 5 novembre. Une sonde mousse est engagée jusqu'au rétrécissement. Incision médiane de 6 cent. que découvre le bulbe ; section de la masse calleuse qui est rejetée dans la lèvre droite de la plaie ; section transversale de l'urèthre en avant et en arrière du rétrécissement et extirpation de ce segment uréthral long de 18 millim. Les 2 segments uréthraux sont facilement amenés au contact et suturés à l'aide de 9 fils de catgut très fin traversant toute l'épaisseur des parois uréthrales. Sonde n° 16. Réunion des fascia sous-cutanés par 4 points de suture et quelques autres points sont placés latéralement en étages pour combler les rigoles para-uréthrales ; 6 points ferment la plaie cutanée et 3 la plaie résultant de l'extirpation de l'orifice fistuleux.

Le 11 décembre, ablation de la sonde : tout est réuni sauf une ligne rosée de 1 cent. au centre de la plaie ; pas de pus ni d'urine.

Revu le 15 janvier (70 jours plus tard), la guérison est parfaite.

Obs. 91. — QUÉNU. Société de chirurgie, 4 mai 1892. — Un cavalier atteint de rupture traumatique de l'urèthre avait subi depuis une dizaine d'années cinq uréthrotomies internes et une série plus nombreuse encore de dilatations. Son état était déplorable ; deux mois après sa cinquième uréthrotomie interne il en avait perdu tous les bénéfices, la vessie était infectée, les urines purulentes et ammoniacales. J'essayai vainement de les modifier ; malgré ces conditions désavantageuses je crus néanmoins devoir tenter la résection du rétrécissement uréthral ; j'enlevai un centimètre et demi du canal en ayant soin de faire une section losangique afin d'augmenter le calibre en affrontant les deux points extrèmes supérieur et inférieur. Le résultat a été médiocre, il est resté une fistule, les urines ne se sont que très peu améliorées, et il est vraisemblable que leur infection antérieure est la cause des accidents.

Obs. 92. — Rétrécissement traumatique. Fistule uréthrale. Guérison. MERLIN, in DURANTON, Th. Montpellier, 1890, p. 49. — M..., 29 ans, fait une chute à califourchon, à la suite uréthrorrhagie et un médecin met une sonde à demeure. Bientôt après, abcès périnéal qui s'ouvre et reste fistuleux.

26 mars 1889. Uréthrotomie externe sur conducteur ; dissection et excision d'une trainée de tissu cicatriciel étendue de l'orifice fistuleux à l'urèthre. Avivement de l'orifice postérieur du trajet de l'urèthre mis à nu sur une étendue de 3 à 4 millimètres. Suture de l'ouverture uréthrale avec 3 points de catgut. Suture enchevillée de la plaie extérieure au fil de soie ; sonde à demeure. La réunion immédiate ne fut pas totale et le malade sortit avant sa complète guérison.

Obs. 93. — Rétrécissement traumatique. Fistule périnéale. Résection de l'urèthre. — Professeur GUYON (inédite). — E. D..., 20 ans, a eu il y a 3 ans une blennorrhagie, complètement guérie. Le 6 février 1892, chute à califourchon sur une barre de fer large de 1 centim. Aussitôt après, uréthrorrhagie et rétention d'urine ; le soir même on le conduit à l'hôpital Beaujon où on incise son périnée et on lui met une sonde à demeure. Cette sonde est sortie spontanément le 10e jour ; il a été impossible de la remettre et pendant le mois qui a suivi le malade a uriné par son périnée ; celui-ci s'est fermé lentement, mais en même temps il s'est constitué un rétrécissement apportant à la miction une gène

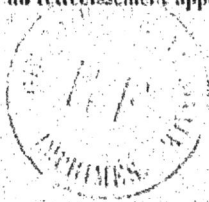

N.   7

assez grande. Il y a 3 semaines un abcès s'est formé au périnée, s'est ouvert spontanément et est resté fistuleux ; une partie de l'urine passe encore par cette voie. Les reins ne sont pas sensibles ; la vessie se vide, les urines sont légèrement troubles ; au périnée noyau du volume d'une noisette et sur sa droite un orifice fistuleux. Tous les numéros d'explorateurs introduits par le méat sont arrêtés au niveau de la partie profonde du périnée ; on ne peut faire pénétrer qu'un conducteur de béniqué.

22 juin 1892. A l'aide d'un conducteur le béniqué 40 est introduit jusqu'au rétrécissement. Incision périnéale médiane de 7 cent. dont l'extrémité postérieure s'arrête à 1 centim. à peine de l'anus ; l'extrémité antérieure circonscrit l'orifice fistuleux. Dissection de tout le trajet jusqu'à l'urèthre. Les tissus divisés sont des tissus de cicatrice ; aussi est-il assez difficile de se rendre un compte exact de l'épaisseur du noyau cicatriciel. Incision de la paroi inférieure de l'urèthre sur une longueur de 25 millim. : sonde à bout coupé n° 19, ramenée d'arrière en avant jusqu'au méat. La palpation des lèvres de cette incision uréthrale permet de constater qu'elles sont indurées et épaissies ; aussi tous les tissus durs sont excisés et à la suite il reste une brèche longue de 25 millim. et transversalement comprenant la moitié de la circonférence de l'urèthre ; la paroi supérieure est saine. Il est facile de voir que la suture de l'urèthre à l'urèthre sera possible sans tiraillements ; à l'aide de 6 points de catgut fin ne traversant pas la muqueuse, M. Guyon abouche les deux segments uréthraux et les suture l'un à l'autre. Cette suture est consolidée par 5 nouveaux fils prenant les tissus juxta-uréthraux ; un troisième plan de suture est fait à l'aide des parties molles du périnée et principalement du tissu cellulaire sous-cutané ; enfin la peau est réunie à l'aide de 5 crins de Florence profonds et 6 superficiels. Pas de drainage ; double spica compressif.

Le 27. Ablation des fils et de la sonde ; réunion primitive totale ; le 12 juillet on passe facilement le béniqué 50.

F. — RESTAURATION APRÈS RÉSECTION, PAR SUTURE DU PÉRINÉE SANS L'URÈTHRE

Obs. 94. — *Rétrécissement. Excision, suture du périnée. Guérison.* — ROBERT, *Gazette médicale de Paris*, 1837, p. 299. — Nègre de 40 ans, atteint depuis 15 ans de rétrécissement. Il se présenta à la clinique de Dugas qui constata des callosités sur une longueur d'un pouce et demi et ne put franchir le point rétréci ; le malade urinait par regorgement.

Le 7 juin, Dugas fendit le périnée, circonscrivit l'induration et l'excisa en totalité ; elle était telle, qu'un poil de sanglier pouvait à peine la traverser.

Sonde à demeure et réunion des deux lèvres de la plaie à l'aide de bandelettes adhésives ; 5 jours plus tard, la plaie est réunie par première intention.

Le 15. On change la sonde.

Le 20. L'oblitération de la plaie est complète, la miction est facile. Un mois après la guérison ne s'était pas démentie.

Obs. 95. — *Rétrécissement ; excision. Suture du périnée. Guérison.* — Roux. *Gazette des hôpitaux*, 1859, p. 76. — Le 22 août 1853, uréthrotomie externe sans conducteur et excision du rétrécissement en retranchant 1 cent. 1/2 de canal. Sonde à demeure. Réunion de la plaie avec des serre-fines. Le lendemain, accidents très légers, on enlève les serre-fines ; adhérence presque complète des lèvres de la plaie, excepté à l'angle inférieur dans une petite étendue, l'urine s'écoule presque en totalité par la sonde. Le 6 juin, cicatrisation complète de la fistule. Le 25 juin, retour de la coarctation à l'endroit du canal réséqué.

Trois ans après, récidive, gêne de la miction et fistule périnéale qui nécessite une uréthrotomie interne.

Revu un an après cette dernière opération, guérison complète ; on passe aisément une sonde n° 15.

Obs. 96. — *Rétrécissement traumatique, résection de l'urèthre, suture du périnée. Guérison.* — Pintaud-Désallées. *Société de médecine de Paris*, 14 avril 1888, p. 81. — Homme de 45 ans, fait un mois auparavant une chute à califourchon sur une rampe d'escalier. A la suite, uréthrorrhagie et bosse sanguine dans le périnée.

Le jet devient rapidement filiforme. Échec de tout cathétérisme ; on est arrêté à 18 centim. du méat au niveau d'un point induré facilement perceptible à travers la peau. Le malade refuse l'opération, sort et revient 5 mois après avec des fistules par où s'échappe l'urine.

Uréthrotomie externe sans conducteur ; découverte facile du bout postérieur. Section et résection des tissus cicatriciels constituant le rétrécissement. Sonde n° 18 à demeure ; plaie périnéale fermée par 5 points de suture métalliques et recouverte d'une compresse phéniquée.

Suites opératoires normales. Apyrexie, urines claires, sutures enlevées le 6e jour et sonde le 14e jour. Résultat parfait constaté 6 mois après.

Obs. 97. — *Rétrécissement blennorrhagique. Résection de l'urèthre, suture du périnée. Guérison.* — Ludwig Novotony. *Centralblatt der Harn und sexual Organe*, 1890, p. 360. — Homme, 28 ans, atteint d'une uréthrite chronique, entre à l'hôpital St-Roch, à Budapest, le 13 mars 1888.

Depuis un an, douleurs en urinant et depuis quelque temps, tumeur périnéale qui a augmenté progressivement et s'est ouverte spontanément donnant issue à du pus et du sang et depuis la majeure partie des urines.

A l'examen on constate une fistule périnéale en avant de laquelle siège un rétrécissement infranchissable.

Le 30 mars 1888, chloroformisation, incision périnéale médiane, résection de la partie rétrécie de l'urèthre ; excision des masses cicatricielles périphériques et avivement des lèvres de la fistule. Après avoir mis à demeure dans la vessie une sonde anglaise n° 12, l'auteur a suturé la plaie du périnée. Mais au lieu de nouer les fils il les a arrêtés à l'aide de tourillons de gaze iodoformée.

Pas de douleurs. Pas de réaction. La sonde est changée le 4e jour et les points de suture enlevés le 5e.

Le 19 mai le malade sort guéri.

OBS. 98. — VON WAHL, *St-Petersbourg med. Woch.*, 1889, n° 47. — Garçon de 16 ans, chute sur le périnée ; rupture de l'urèthre traitée par sonde à demeure. A la 7e semaine, fistule périnéale par laquelle toute l'urine passait ; impossible de trouver le bout périphérique. Excision de la masse cicatricielle, les bouts de l'urèthre distants de 35 millim. furent libérés après introduction d'une sonde en gomme et suturés ensemble. Impossible de les affronter par la paroi inférieure et il reste un trou triangulaire de 3 millim. de base.

Suture à étage du périnée. Les parties molles sont réunies par des sutures étagées et la plaie est fermée exactement par des sutures latérales. Sonde à demeure, pendant 19 jours. Fils retirés au bout de 7 jours. Réunion immédiate, sauf un peu de suppuration à l'angle supérieur. Bougie 16, après six semaines. Sort le 1er novembre.

OBS. 99. — *Rétrécissement blennorrhagique. Résection de l'urèthre, suture du périnée. Guérison.* — LUDWIG NOVOTONY, *Loc. cit.* — Homme de 65 ans, entré le 14 mai 1888, a eu plusieurs blennorrhagies. Il y a 3 ans, rétention subite qui nécessite son transport d'urgence à l'hôpital, où son état s'améliore, et pour raisons de famille, il sort avant sa complète guérison. Plus tard, tumeur du périnée qui s'ouvre spontanément et reste fistuleuse.

A l'entrée on constate une fistule périnéale et un rétrécissement infranchissable.

Le 2 juin, incision médiane, résection de la partie rétrécie du canal et réunion de la plaie périnéale à l'aide de points de suture fixés de la même manière que dans l'observation 97. Sonde à demeure. Les points furent enlevés le 5e jour et la sonde le 6e.

Le malade n'eut pas d'élévation de température et sortit guéri le 16 juin.

OBS. 100. — *Rétrécissement traumatique. Résection longitudinale du noyau cicatriciel. Guérison.* — PANOSA. *Archivio di ortopedia*, Milan, anno V, n°s 1 et 2, p. 33. — P. V..., 70 ans, avait fait 3 mois auparavant une chute à califourchon de plusieurs mètres de haut. Le 29 novembre 1885, on le trouva avec une rétention complète d'urine et l'impossibilité de passer un cathéter dans la vessie ; c'est dans ces conditions qu'il fut apporté à l'hôpital le 30. On fit deux ponctions de la vessie et on pratiqua ensuite l'uréthrotomie externe. On arriva aisément sur le point rétréci, mais comme on ne trouvait pas le bout postérieur, on se décida à exciser un coin de ce noyau cicatriciel, en arrivant en haut jusqu'à l'enveloppe des corps caverneux. Sonde facilement introduite. On fit ensuite une suture du périnée de manière à obtenir un affrontement aussi exact que possible des parties profondes ; petit tube à drainage.

A la suite, urine sanguinolente pendant quelques jours, finalement guérison complète, Béniqué 20.

Cinq ans après l'opération, la guérison s'est parfaitement maintenue.

Obs. 101. — *Rétrécissement blennorrhagique. Résection de l'urèthre, suture secondaire du périnée.* — POORES. *St-Petersbourg med. Woch.*, 1884, p. 298. — H..., 42 ans, atteint d'une uréthrite chronique, avait des difficultés de miction telles qu'une hernie inguinale gauche était apparue. Plusieurs rétentions aiguës, cathétérisme d'abord difficile puis tout à fait impossible. Il entre porteur au périnée d'une masse volumineuse de consistance ferme avec plusieurs trajets fistuleux.

Le 16 août 1883, incision périnéale médiane qui dépasse le noyau cicatriciel long de 25 millim. Il fut entièrement réséqué et une sonde placée dans la vessie ; mais il se déclara à ce moment une hémorrhagie telle qu'il fallut arrêter l'opération, sans pouvoir tenter la réunion.

Les jours suivants, légère réaction inflammatoire, mais la plaie bourgeonna bien et le 24 août on procéda à la suture, en vue d'obtenir une réunion primitive secondaire.

On plaça trois sutures profondes et quatre superficielles, faites à l'aide de fil métallique ; sonde à demeure pendant quatre jours.

Une petite fistule persista pendant quelques jours, mais se ferma rapidement. Guérison complète le 4 septembre.

Revu 6 mois après dans un état aussi satisfaisant que possible ; périnée fermé et urèthre admettant une bougie n° 25.

Obs. 102. — *Rétrécissement blennorrhagique. Résection de l'urèthre. Suture du périnée. Guérison.* — LUDWIG NOVOTONY. *Loc. cit.* — H..., 27 ans, entré le 27 juillet. Il y a 6 ans, blennorrhagie, et depuis 6 mois, grande gêne de la miction. A son entrée, le périnée est intact, mais le rétrécissement est infranchissable.

31 juillet. Incision périnéale médiane. Résection de l'urèthre et réunion de la plaie du périnée, comme dans l'observation 97. Sonde à demeure.

Ablation de la sonde le deuxième jour. Réunion primitive. Sorti guéri le 12 août.

Obs. 103. — *Rétrécissement traumatique. Résection d'un noyau cicatriciel de la paroi inférieure de l'urèthre. Suture à étage du périnée. Guérison.* Résumée par le prof. GUYON au *Congrès de chirurgie*, 1892. — B..., 51 ans ; entre salle Velpeau, le 6 mai 1891. Bonne santé antérieure, sauf une ophtalmie purulente de l'œil gauche ; pas de blennorrhagie.

Il y dix ans, chute d'une hauteur de plusieurs mètres ; malgré tout le soin mis à l'interroger, il n'accuse aucun traumatisme du périnée. Celui-ci exista cependant à n'en pas douter, puisque immédiatement après uréthrorrhagie et rétention ; le soir, des douleurs et un gonflement du ventre, dû probablement à la distension vésicale, l'obligèrent à se coucher. Dès qu'il fut dans son lit, le besoin de pisser devenant plus impérieux, il fit un effort violent et expulsa environ un litre d'une urine sanglante ; le premier jet avait été précédé de l'émission d'un long caillot de plusieurs centimètres. Pas de suites immédiates, pas d'infiltration, pas de fièvre; la miction se fit régulièrement, et dix jours plus tard, le blessé reprenait son travail. Mais un mois après, le jet devint moins considérable ; à l'hôpital de Montluçon, on lui passa, pendant 9 mois, une bougie n° 10 ou 12, mais depuis 6 mois la bougie n'entre plus et la miction est devenue plus difficile.

Actuellement, hydrocèle de moyen volume dans la bourse droite. Au périnée, absence complète de cicatrice ; en arrière des bourses, on sent un noyau dur, du volume d'une belle noisette et exactement médian.

Le rétrécissement n'est franchissable que pour une bougie filiforme ; prostate petite, la vessie se vide.

13 mai 1891. Chloroformisation et simple ponction de l'hydrocèle. Uréthroto-mie interne, sonde à bout coupé n° 17. Incision périnéale médiane de 7 cent. ; dissection des couches sous-cutanées. On arrive rapidement sur un gros noyau long de 30 millim. environ et d'une dureté extrême que M. Guyon incise franchement ; il en dissèque ensuite les deux moitiés solidement adhérentes et qui constituent la paroi inférieure du canal ; profondément on voit la bande de paroi supérieure. Tout autour les tissus sont souples, et il ne reste plus trace de tissu cicatriciel. On réunit alors les parties molles péri-uréthrales : un premier plan est constitué par 7 points de catgut n° 0 ; deuxième plan de 8 points ; suture de la peau à l'aide de 12 crins de Florence, dont 6 superficiels et 6 profonds. Petit drain à l'angle inférieur ; sonde à demeure.

Le 15 mai, pansement, tissus souples ; un peu de sang a suinté entre la sonde et les parois du canal.

Le 16, le malade a 38°, pas trace d'infiltration, le côté gauche est un peu moins souple que le droit, au niveau de la racine des bourses, il existe un peu d'empâtement.

Le 18, en pressant en haut et à droite de l'incision on fait sourdre un peu de liquide séro-sanguinolent par les points de suture médians ; deux sont enlevés, on enlève également la sonde qui est remplacée par une sonde molle ; celle-ci entre avec la plus grande facilité.

Le 19 on enlève encore deux points de suture et on remet un petit drain, la température reste à 37°,5 le matin et 39° le soir pendant quelques jours ; la sécrétion de la plaie diminue.

Le 21 le liquide a une très légère odeur urineuse, pas d'infiltration ; on enlève les derniers points de suture, on change la sonde, le cathétérisme est des plus faciles.

Le 25 mai, il ne passe plus d'urine, et le 27 la réunion est complète ; on enlève la sonde.

Le 1er juillet, M. Guyon passe très facilement le béniqué 56 sans conducteur, la paroi inférieure est irrégulière ; sort complètement guéri.

19 avril 1892, M. le Dr Mercier, de Montluçon, écrit qu'il a revu le malade 11 mois après l'opération ; la guérison est parfaite, et il a pu sans la moindre difficulté lui passer une bougie n° 24.

OBS. 104. — *Rupture traumatique. Uréthrotomie externe. Rétrécisse-*

*ment réfractaire à la dilatation. Résection du noyau cicatriciel et
suture à étage du périnée. Résumée par le prof.* GUYON *au Congrès de
chirurgie, 1892.* — Louis G..., âgé de 12 ans, entre salle Velpeau en février
1891. Le 3 août 1888, cet enfant tombe à califourchon sur le dossier d'un banc.
Une heure 1/2 après, il urine et ne peut expulser que quelques gouttes de sang.
Le soir les bourses étaient tuméfiées, et le lendemain M. de Saint-Germain
pratiquait l'uréthrotomie externe; sonde à demeure pendant 9 semaines. A la
suite on fit la dilatation jusqu'à la bougie 18, mais au bout de 3 mois nouvelles
difficultés de miction. M. de St-Germain pratiqua une uréthrotomie interne
d'avant en arrière, puis uréthrotomie complémentaire à la suite desquelles on
arriva à passer péniblement un 15. Les séances de dilatation furent de plus en
plus espacées et finalement abandonnées. En novembre 1890, les urines devinrent troubles, et en janvier 1891 l'enfant entrait dans le service de M. Guyon
avec un gros rein gauche.

Le périnée porte 3 cicatrices, deux latérales et une médiane. Le rétrécissement siège à l'entrée de la portion périnéale. A cette époque troisième uréthrotomie suivie de dilatation : au commencement de mars 1891 le bénigné 30 passe
assez difficilement, et dès que l'on interrompt le traitement pendant 5 ou 6 jours
seulement le 24 ne peut plus être introduit. La gêne de la miction devient de
plus en plus considérable et l'enfant est obligé de s'accroupir pour expulser une
urine franchement purulente.

5 août 1891. On passe le bénigné 34 sur conducteur. Incision périnéale médiane
de 5 centim. dont l'extrémité postérieure arrive à 2 centim. de l'anus ; division
sur la ligne médiane d'un tissu cicatriciel peu épais. A la partie moyenne de
l'incision le doigt perçoit sur la paroi inférieure un épaississement dont les
extrémités se continuent sans ligne de démarcation nette avec la paroi uréthrale
et qui transversalement occupe à peu près la moitié de la circonférence du canal.
Ce noyau cicatriciel a une longueur de 12 millimètres; il est incisé d'abord longitudinalement, puis transversalement et les quatre segments sont enlevés séparément. La brèche uréthrale prend alors une forme losangique à grand axe
transversal; sonde bougie n° 17 ramenée d'arrière en avant jusqu'au méat. Bien
que les deux lèvres de l'incision uréthrale puissent être facilement amenées au
contact, M. Guyon préfère reconstituer le canal par une suture du périnée. Les
parties molles juxta-uréthrales forment ainsi un premier plan de suture par
6 points de catgut; on vérifie avec la sonde cannelée les interstices laissés entre
chaque suture et on place quelques points supplémentaires. La réunion superficielle est faite avec des crins de Florence et M. Guyon fait passer les crins dans
l'épaisseur même du plan profond ; pas de drainage; sonde à demeure.

Les 6, 7 et 8 août, l'état est aussi satisfaisant que possible, mais dans la nuit
du 8 au 9, l'enfant éprouve quelques cuissons dans le canal, enlève la sonde et
urine spontanément. On le laisse dans cet état, le 11 on enlève les points de
suture ; la réunion est parfaite et la miction continue à se faire librement.

Le 25. M. Guyon essaye vainement de passer une sonde molle; dans la journée
l'enfant se plaint de difficultés, et le 26, rétention aigue qui nécessite une ponction; le 27 il urine assez facilement. Mais dans la nuit du 27 au 28, nouvelle
rétention aigue, le matin 89°,2 et douleur dans la région du rein gauche.

En présence de ce retour offensif des symptômes dont l'explication est malaisée, M. Guyon prend le parti de faire quelques tentatives pour remettre une sonde à demeure; dans le cas où il échouerait, il ferait une boutonnière périnéale qui serait fermée plus tard par autoplastie. Chloroformisation. Les conducteurs droits accrochent tous la paroi inférieure au niveau de la cicatrice; au bout de quelques instants on introduit une bougie tortillée et sur elle le béniqué 36 qui n'est nullement serré. Une sonde à béquille n° 18 est mise à demeure jusqu'au lundi 31. Pendant ces trois jours la fièvre tombe et la douleur lombaire disparaît.

Le 31 l'enfant pisse comme dans les jours qui ont suivi l'opération : à la suite béniqué 38. Sort le 1er octobre 1891. Dilatation tous les 8 jours.

Revu le 30 mai 1892 (10 mois plus tard) la guérison se maintient. Béniqué 38.

Obs. 105. — *Rétrécissement blennorrhagique. Fistule et tumeur urineuses. Résection de l'urèthre. Guérison.* — ALVARRAN. *Congrès français de chirurgie,* 1892. — R..., 54 ans, a eu à 25 ans une blennorrhagie; en 1870 il a déjà été soigné pour rétrécissement et en 1886 abcès du périnée resté fistuleux et donnant issue à la majeure partie de l'urine. Il entre le 1er février 1891 salle Velpeau. On lui fait un large débridement de ses fistules et quelques jours après l'uréthrotomie interne ; le 11 mai il sort avec un canal qui admet le béniqué 50 et un périnée presque normal, mais porteur cependant d'une fistule.

Il entre à nouveau dans le service le 31 août 1891, il a négligé toute dilatation et on ne peut plus passer que le béniqué n° 30.

9 septembre, chloroformisation, lavage du canal, section avec l'uréthrotome de Civiale de quelques brides de l'urèthre antérieur et introduction d'une sonde à bout coupé n° 19. Un stylet introduit dans la fistule se dirige presque directement en dedans, mais il ne pénètre pas à plus de 10 à 12 millim. et ne rencontre pas la sonde. Incision périnéale médiane passant à droite de la fistule, empiétant sur la face postérieure du scrotum et s'arrêtant en arrière à 2 centim. de l'anus. A la partie moyenne le bistouri sectionne un tissu de cicatrice dur, résistant, au centre duquel siège la fistule; toutes ces masses sont enlevées avec soin, la paroi externe de l'urèthre est mise à découvert et on tombe sur une cavité remplie de fongosités qui siège immédiatement sur la face latérale gauche de l'urèthre. Les fongosités sont grattées et la masse cicatricielle enlevée par morcellement. Section de l'urèthre sur sa paroi inférieure ; le bulbe scléreux donne peu de sang ; les deux lèvres de cette boutonnière sont écartées, et à l'aide d'un stylet on découvre sur la portion la plus élevée de la face latérale gauche un orifice qui conduit dans la petite cavité juxta-uréthrale. Toute cette partie de l'urèthre est dure, scléreuse et est enlevée ; en avant, l'épaisseur des couches divisées est de 7 à 8 millim. et est réséquée.

Finalement la sonde est découverte sur une longueur de 45 millim. et la tunique uréthrale manque sur les 3/4 de sa circonférence dans la partie postérieure, sur les 2/3 dans la partie antérieure. Réunion sur la ligne médiane les parties molles juxta-uréthrales à l'aide de fils de catgut : deux plans de suture sont ainsi faits à la partie antérieure ; à la partie postérieure, en avant du rectum, comme il existe un véritable cul-de-sac, on se trouve dans la nécessité de constituer 3 plans ; 30 fils au moins sont nécessaires pour ce véritable capitonnage. Réunion des lèvres de la plaie cutanée au crin de Florence, pas de drainage, sonde à demeure.

Dans les 3 jours qui suivent, rien de spécial à noter.

Le 12. Pansement ; un peu de sang coule par un des points de suture qui a dû perforer une veine ; pas de suppuration.

Le 13. Le pansement est souillé et défait ; nous constatons alors une suppuration peu abondante à l'angle postérieur de la plaie dont quelques fils sont enlevés.

Les jours suivants, il y eut une légère désunion sur toute la longueur de la ligne de cicatrice, mais les sutures profondes semblent avoir tenu, car il n'est jamais passé d'urine par cette voie.

1er octobre. Il ne reste plus qu'une petite surface cruentée linéaire ; sonde toujours à demeure.

Avril 1892. Le malade est complètement guéri et on peut passer le béniqué 60.

Obs. 106. — *Rétrécissement blennorrhagique. Fistule périnéale. Résection de l'urèthre. Guérison.* — ALBARRAN. *Congrès français de chirurgie,* 1892. — M. R..., 38 ans, a eu trois blennorrhagies dont la plus ancienne remonte à 15 ou 16 ans. Il y a deux ans les mictions devinrent de plus en plus difficiles et il se forma en arrière des bourses un abcès ouvert par un chirurgien. Quelque temps après, le malade subit l'uréthrotomie interne et on continua la dilatation jusqu'au béniqué 46. Quelques mois après survint au périnée un nouvel abcès; plus petit que le premier, ouvert spontanément ; depuis 6 mois déjà, la fistule est intarissable.

Le canal admet facilement une boule n° 20 qui accuse un anneau dans la portion scrotale, et deux autres, très rapprochés dans la région bulbaire. Léger écoulement provenant de l'urèthre postérieur. La vessie n'est pas sensible, mais les urines sont un peu troubles. Rien aux reins. Sur le périnée, dans la ligne cicatricielle de l'ancienne incision, orifice fistuleux dans lequel on ne peut engager un stylet qu'à 1 1/2 centimètre de profondeur. Tout autour de cette fistule, le périnée est induré.

29 juin 1891. Double incision périnéale circonscrivant l'orifice fistuleux. Dissection assez pénible du noyau fibreux. Incision de l'urèthre bulbaire sur une sonde molle n° 20. L'urèthre est très altéré dans une étendue de 3 centim. et l'orifice fistuleux ne s'ouvre pas sur la paroi inférieure, mais bien sur son côté gauche ; la paroi supérieure est souple et d'apparence normale. Excision des parties malades en conservant une lanière de la paroi supérieure. Suture à trois étages des parties molles, le 3e ne comprenant que la peau. Pansement compressif.

Tout va bien pendant les deux premiers jours quoiqu'il y ait quelque suppuration autour de la sonde, au méat. Le 3e jour, température 38°,2, le périnée paraît un peu tendu; ablation de deux points de suture et il s'écoule une petite quantité de pus. On change la sonde à demeure et, en lavant l'urèthre on constate que le liquide ne sort pas par le périnée.

Tout va bien depuis. La sonde à demeure changée tous les deux ou trois jours, est maintenue 10 jours en place ; puis jusqu'au 30e jour le malade se sonde chaque fois qu'il veut uriner ; parfois il a négligé de se sonder sans qu'il en soit résulté d'inconvénient.

La plaie périnéale était complètement cicatrisée le 24e jour après l'opération.

Actuellement, 9 mois après l'opération le malade va bien et passe une sonde Nélaton, n° 20.

Ons. 107. — *Rétrécissement blennorrhagique. Fistules. Résection de l'urèthre. Guérison.* — ALBARRAN. *Congrès français de chirurgie,* 1892. M.C..., 54 ans, a eu plusieurs blennorrhagies dans sa jeunesse et souffre depuis longtemps de rétrécissements. Déjà, en 1874, uréthrotomie interne. Quelques années après infiltration d'urine et à la suite fistule périnéale, puis nouvelle fistule scrotale, tantôt fermées, tantôt ouvertes. La dilatation a été poussée jusqu'au béniqué 40 qui passe difficilement. Depuis plus d'un an la fistule périnéale est constamment ouverte. De temps en temps la fistule scrotale se ferme pour s'ouvrir à nouveau. Ce malade a beaucoup dépéri, il est faible, amaigri, mange à peine et porte beaucoup plus que son âge. Souvent il a eu des accès de fièvre urineuse.

A l'examen, rétrécissements péniens, périnéo-scrotaux et bulbaires, les premiers laissent passer une boule n° 20, le dernier ne pouvant être franchi que par le n° 16. On voit vers le milieu du périnée un peu à droite, la fistule principale et une autre vers la racine des bourses à gauche de la ligne médiane. Tout le périnée est dur, labouré de sillons ; à gauche et en avant l'induration se prolonge sur le côté du scrotum. La vessie n'est pas sensible, mais les urines contiennent des bouchons muqueux. Rein droit augmenté de volume mais à peine douloureux. Béniqué 42 à la suite de quelques séances de dilatation.

8 septembre 1891. Sonde molle, n° 20 ; incision périnéale médiane, extirpation des parties fibreuses ; en suivant le trajet fistuleux principal on remarque que son orifice siège sur la paroi latérale de l'urèthre qu'il contourne en fer à cheval. Incision de l'urèthre sur la sonde ; extirpation de 4 centimètres de l'urèthre en conservant une lanière de la paroi supérieure saine. Suture à trois étages. Pas de drain.

Pendant les 3 premiers jours on fait toutes les 3 ou 4 heures des lavages de la vessie et du canal (entre la sonde et la paroi uréthrale) ce qui empêche toute suppuration du méat : ensuite ces lavages ne sont plus faits que 3 ou 4 fois dans les 24 heures. Tout alla bien pendant 6 jours ; la température était toujours à 37°. Le pansement avait été renouvelé le 6e jour, et dans la nuit le malade fort capricieux voulut se laver lui-même la vessie ; il se leva, défit son pansement pour aller à la selle. Il y eut une abondante uréthrorrhagie dont le sang sortit en partie par le méat et en partie s'accumula dans la vessie ; la plaie devint douloureuse et j'enlevais trois point de suture donnant issue à un peu de sang. Une injection faite alors par le périnée fit refluer du liquide sanglant par le méat.

Reprise des lavages fréquents ; cessation de l'hémorrhagie en 48 heures ; Cicatrisation complète de la plaie périnéale le 18e jour après l'opération.

Actuellement, avril 1892, le malade a beaucoup repris comme santé générale et passe facilement un béniqué n° 56.

Obs. 108. — *Rétrécissement blennorrhagique. Abcès urineux. Résection de l'urèthre. Guérison*. Inédite. Due à l'obligeance de M. le Dr HORTELOUP. — Ch..., J., 46 ans, entré le 13 mai 1871, a eu plusieurs chaudepisses. A son entrée on constate un rétrécissement de la région bulbaire admettant une bougie n° 8 et quatre jours après son entrée un abcès urineux.

Le 26 mai, incision périnéale, résection de tout le foyer inflammatoire qui est très volumineux ; la face supérieure de l'urèthre est perforée dans l'étendue de 1 centim., résection du canal sur une étendue de 3 centim. pas de suture du canal. Suture incomplète du périnée profonde et superficielle. Sonde à demeure laissée 3 jours. Le 4e jour on passe le béniqué 32, on continue la dilatation les jours suivants ; le malade urine par la fistule périnéale.

Le 7 juin, le malade urine par la verge et le 10, l'ouverture périnéale est fermée complètement. Le canal admet le béniqué 49, et le 30 juin, le malade sort guéri passant une bougie 21.

Revu le 27 septembre, 4 mois après l'opération ; depuis sa sortie, il a passé régulièrement une bougie n° 20, il urine bien surtout depuis un mois, car durant les 3 mois qui ont suivi sa sortie, il était quelquefois obligé de se sonder pour uriner. On constate que le 20 passe mais est serré, le 19 passe très facilement.

Obs. 109. — *Rétrécissements blennorrhagique et traumatique. Résection de l'urèthre. Guérison*. — Prof. GUYON, résumée au *Congrès français de chirurgie*, 1892. — E..., M..., 29 ans ; à 14 ans, blennorrhagie qui a duré deux mois et en 1883 la difficulté à uriner : mais comme à cette époque il n'a pas été sondé il est difficile de dire s'il était déjà rétréci. Cette même année chute à califourchon et immédiatement après uréthrorrhagie. A la suite les difficultés de miction ne firent qu'augmenter et 4 mois après l'accident, abcès périnéal qui s'ouvrit spontanément, resta fistuleux et ne guérit qu'à la suite d'un grattage et de quelques séances de dilatation, bientôt abandonnée.

En 1886, la gêne de la miction reparaissait quand il tomba sous une roue de voiture qui passa sur sa cuisse, en frôlant ses bourses ; il put néanmoins marcher mais eut une seconde uréthrorrhagie et une rétention aiguë d'urine avec infiltration. Au bout de 52 heures, incision périnéale par laquelle la vessie se vida : pas de sonde à demeure. A la suite, la peau des bourses et de la racine de la verge se sphacéla ; enfin au bout de 3 mois de suppuration et de sonde à demeure la guérison survint mais la dysurie resta extrême : depuis 2 ans le malade portait constamment une bougie à demeure qu'il retirait quand il voulait uriner.

Le 23 novembre 1891, il entre à Necker avec une rétention aiguë qui cède à un bain prolongé. La palpation du périnée décèle la présence d'un noyau dur du volume d'une petite noix exactement médian et adhérent à l'urèthre. Le canal antérieur est le siège d'une série de rétrécissements laissant passer une boule 12, mais à la partie profonde du périnée, nouvel obstacle infranchissable pour tous les instruments.

2 décembre 1891. Chloroforme : tentatives de cathétérisme infructueuses, introduction du petit cathéter de Symes jusqu'au rétrécissement. Incision périnéale médiane de 7 centim. s'arrêtant à 1 centim. de l'anus : les tissus divisés sont durs et scléreux. Incision de l'urèthre dont les deux lèvres sont écartées à l'aide de fils suspenseurs. M. Guyon fend le rétrécissement en se tenant sur la ligne médiane, prolonge très en arrière cette section et tombe immédiatement dans le bout postérieur dont l'orifice est débridé des deux côtés. Sonde à bout coupé n° 20 à demeure. Uréthrotomie de l'urèthre antérieur d'arrière en avant, M. Guyon explore alors le canal qui est moins malade qu'il ne le croyait : cependant au niveau du point incisé la lèvre gauche est indurée et un petit fragment long de 1 centimètre est réséqué. A ce moment les deux bouts de l'urèthre sont distants de 18 à 20 millim. L'incision périnéale est prolongée en avant jusqu'à la racine des bourses pour permettre l'exploration du canal antérieur : celui-ci est bridé par une plaque cicatricielle dure mais peu épaisse qui est enlevée par égrugement. La restauration de l'urèthre est faite à l'aide des parties molles du périnée réunies sur la ligne médiane par 8 points de catguts sans double nœud. Au-dessus, réunion de la peau par 8 crins superficiels et 5 profonds passant dans le plan sus-jacent. Pansement iodoformé : deux éponges sous un double spica assurent la compression.

Les jours suivants pas de température : le 5 on enlève les sutures profondes, le 9, les superficielles ainsi que la sonde à demeure. La réunion primitive est parfaite.

Le jour de la sortie, 17 décembre on passe aisément le béniqué 40 qui n'est pas serré mais le malade pusillanime refuse tout nouveau cathé.érisme. N'a pu être retrouvé depuis.

Obs. 110.— *Rétrécissement blennorrhagique. Résection de l'urèthre. Guérison.* —Professeur Guyon. *Congrès français de chirurgie,* 1892. — Homme de 62 ans, chez lequel un rétrécissement blennorrhagique de la portion périnéale avait déterminé plusieurs abcès urineux et même une infiltration d'urine : deux fistules et de nombreuses cicatrices sillonnaient le périnée. Le 17 février 1892 les fistules et les parties cicatricielles furent enlevées et l'urèthre reconstitué avec les parties molles. Lorsque le malade sortit le 4 avril son canal admettait le béniqué 48, il urinait dans les meilleures conditions et les fistules étaient entièrement fermées.

Obs. 111. — *Rétrécissement blennorrhagique ; fistule et tumeur urineuses. Résection de l'urèthre. Guérison.* —Albarran. *Congrès français de chirurgie,* 1892. — S..., 48 ans, entré le 28 septembre 1891, sorti le 20 novembre : bonne santé antérieure ; pas de traumatisme périnéal. A 28 ans, blen-

norrhagie de courte durée. Depuis huit ans à peu près, le malade a des troubles
de la miction. Il y a un an, abcès urineux à la partie moyenne de la verge ouvert
spontanément et resté fistuleux. En juin 1891, douleurs et gonflement du périnée
dont l'incision resta fistuleuse et livra passage à une bonne quantité d'urine.

A l'entrée, il existe une petite fistule siégeant à la partie moyenne de la face
inférieure de la verge ; au-dessous, le canal donne la sensation d'un corps dur.
Dans le périnée, immédiatement en arrière de la racine des bourses, tumeur urineuse du volume d'un œuf. Elle est indolente, violacée, criblée de fistules dont
deux plus volumineuses siègent l'une en avant sur la ligne médiane, l'autre sur
la limite gauche de la tumeur. Le malade ne vide pas sa vessie ; rien de particulier au toucher rectal. Le canal d'une dureté extraordinaire est infranchissable
pour tout numéro d'explorateur : on ne passe qu'une bougie filiforme.

1er octobre. Chloroforme. Le prépuce adhérent masque le méat et est débridé
Uréthrotomie interne d'avant en arrière : on a de grandes difficultés à introduire
le conducteur de Maisonneuve tant le canal est étroit : la lame ne passe qu'avec
difficulté. On ne peut introduire qu'une sonde à bout coupé n° 14. Incision périnéale médiane de 7 centim. : on enlève à l'aide de ciseaux courbes une masse
dure, cicatricielle ainsi que la totalité des trajets fistuleux. L'urèthre est décollé
sur ses faces inférieure et latérale gauche : il est incisé sur sa paroi inférieure
et réséqué sur une longueur de 30 millim. : une bande de paroi supérieure est
respectée. Le canal est reconstitué à l'aide de deux plans de suture ; le profond
comprend six fils de catgut dont l'antérieur et le postérieur accrochent l'urèthre.
La peau est réunie à l'aide de 4 crins superficiels et 3 profonds qui solidarisent
les deux plans. L'extrémité postérieure de l'incision n'est pas réunie car elle
livre passage à deux pinces à forcipressure placées sur des artères qu'on n'a
pas pu lier. La fistule pénienne est extirpée et l'urèthre gratté tout autour avec
soin. Sonde à demeure, pansement habituel. Le soir 37°,4.

Le 2. Le matin 38°,2, le soir 39°. Dans la nuit le malade a enlevé sa sonde
que l'on remplace facilement par une petite béquille n° 14. Mais la plaie périnéale est tendue : nous enlevons les 3 fils profonds ainsi que les pinces à forcipressure.

Le 3. Le matin 37°, le soir 38°. Légère désunion superficielle : mais les sutures profondes ont tenu : les fils superficiels sont enlevés. Les jours suivants
le malade eut encore à plusieurs reprises 38°, mais il est difficile de dire si cette
hyperthermie provenait de sa plaie ou de son poumon : il eut en effet à ce moment
une bronchite assez sévère. La sonde fut laissée à demeure jusqu'au 1er novembre.
Quelques jours plus tard la dilatation fut commencée avec des béniqués et le
20 novembre, jour de sa sortie, le périnée était fermé et le canal admettait le
béniqué 41.

Obs. 112. — Poisson. *Gazette médicale de Nantes*, 12 décembre 1891,
p. 17. — Rétrécissement traumatique datant de 3 ans et s'accompagnant depuis 6 mois d'une fistule consécutive à un abcès urineux. Le cathétérisme impossible par le méat réussit quelquefois quant il est pratiqué par la fistule.

Août 1885. L'incision périnéale conduit sur un noyau que l'on réséque ou plus exactement dans lequel on creuse une gouttière où vient se loger la sonde à demeure. La suture eut nécessité un tiraillement considérable et l'on se contenta de rapprocher les tissus par quelques fils d'argent : drain à l'angle postérieur. Quelques gouttes d'urine filtrèrent par la plaie le premier jour, la sonde resta 20 jours à demeure et au bout de ce temps la plaie était presque guérie. A la sortie (6 semaines plus tard) on passait la bougie 20.

Revu en 1888 (un peu moins de 3 ans après), il urine sans difficulté.

Ons. 113. — *Rétrécissement uréthral. Uréthrotomie externe : uréthro-périnéorrhaphie. Mort. Autopsie.* — CODIVILLA. *Bollettino della scienza mediche*, 1890, t. I, 570. — G. L..., 63 ans, est un vieux rétréci d'origine blennorrhagique : son canal est le siège d'une série de rétrécissements. Une tentative d'uréthrotomie interne avec la plus petite lame de Maisonneuve ayant échoué, on procéda à une uréthrotomie externe sur conducteur le 29 mars. Cette opération nécessita l'excision d'une partie de la circonférence du canal sur une longueur de 3 centim. pour que la sonde pût se mouvoir librement. Pour le reconstituer, il fut fait 3 plans de suture l'un avec les tissus périuréthraux, l'autre avec le muscle bulbo-caverneux, le troisième avec la peau. Sonde à demeure.

Suites régulières : le 25 avril le malade se lève et peut être considéré comme guéri car on passe le béniqué 18 ; mais bientôt se déclarent des symptômes de péritonite et la mort survient le 4 mai. A l'autopsie on trouve une péritonite purulente avec une ulcération du rectum et un abcès périprostatique. Au niveau de la portion bulbaire il existe un tissu blanc, resplendissant, cicatriciel et sur la paroi inférieure une ligne souple de 3 centim., vestige de l'ancienne incision : calibre du canal normal.

Ons. 114. — *Rétrécissement. Excision d'un trajet fistuleux et d'une portion du canal. Uréthro-périnéorraphie. Guérison.* — CODIVILLA. *Loc. cit.* — P. 1..., 35 ans, atteint d'un rétrécissement blennorrhagique, entre avec une infiltration étendue qui nécessite plusieurs grandes incisions : cette intervention laisse au périnée une fistule persistante. Près de 2 mois plus tard, nouvelle intervention : incision périnéale de 6 centim. qui permet de suivre la fistule qui côtoyait le côté droit du canal. Excision d'une partie de l'urèthre. La paroi inférieure fut reconstituée à l'aide de 3 plans : l'un, le plus profond, fut fait à l'aide des tissus limitant le trajet fistuleux : il fut taillé de grandeur égale à la brèche uréthrale, abaissé sur elle et fixé par 6 points de catgut. Suture du plan aponévrotique à la soie ; suture de la peau. Sonde à demeure pendant 4 jours ; réunion complète sauf un très léger point de suppuration au niveau de l'ancien trajet fistuleux. Douze jours plus tard la plaie périnéale était fermée et un mois et demi après la guérison se maintenait.

Ons. 115. — *Rétrécissements et fistules. Uréthrotomie et suture juxta-uréthrale. Guérison.* — FONTAN, in DURANTON. Th. Montpellier,

1890, p. 44. — N..., 35 ans, est porteur de rétrécissements blennorrhagiques et de fistules périnéales multiples ; le cathétérisme est impossible.

Le 28 mars 1888, on pratique une uréthrotomie externe sans conducteur, le bulbe scléreux est divisé sans donner de sang, le bout postérieur est facilement trouvé et une sonde mise à demeure, après uréthrotomie interne du bout antérieur. On résèque les parties formant le principal rétrécissement et on excise toutes les callosités qui entourent les fistules depuis l'urèthre jusqu'à la peau. Autour de la sonde, on réunit les parties profondes à l'aide de deux points de suture au catgut.

Six semaines plus tard le malade sort avec un périnée complètement fermé.

Obs. 116. — *Rétrécissements et fistules. Uréthrotomie externe, suture prostatique et uréthrale. Guérison.* — Fontan. Loc. cit. — B..., 43 ans ; a depuis très longtemps un rétrécissement blennorrhagique et perd toutes ses urines par des fistules multiples du périnée ; le rétrécissement est infranchissable.

5 juin. Uréthrotomie externe sans conducteur ; excision d'un cône de tissus calleux dont la base est formée par la peau et dont le sommet doit contenir une partie du canal. Les callosités sont excisées et les fongosités grattées jusque dans la prostate. Sur une sonde rouge n° 17, on pratique une suture profonde, pénétrant à travers les téguments, suivant le mode dit de capitonnage. Ces points sont faits de catgut et fixés à la peau à l'aide de tubes de Galli ; une suture superficielle réunit la peau à l'aide de 6 points séparés de soie phéniquée.

Suites régulières ; pas de température ; réunion primitive, sauf en un petit point.

Revu 16 mois plus tard ; il s'est dilaté régulièrement et la guérison s'est maintenue.

Obs. 117. — *Rétrécissements infranchissables. Sutures juxta-uréthrales autour de la sonde.* — Durantox. Loc. cit. — G..., âgé de 30 ans, est atteint de rétrécissement infranchissable et porte au périnée des masses cicatricielles criblées de fistules.

12 novembre 1889. Uréthrotomie externe sans conducteur ; l'urèthre est enserré dans une masse cicatricielle présentant en plusieurs points des fongosités que l'on gratte à la curette ; on sectionne avec les ciseaux une portion du canal, longue de 5 à 6 centim. Uréthrotomie interne du bout antérieur et sonde à demeure. L'espace qui sépare les deux bouts de l'urèthre étant trop considérable, on se contente de créer autour de la sonde un canal artificiel, en plaçant quatre points de suture au catgut fin qui comprennent les parties juxta-uréthrales. Des sutures en surjet avec du catgut intéressant et les tissus profonds et les téguments réunissent les bords de la plaie ; pas de drainage.

A la suite, la réunion ne fut pas absolument totale, le malade sortit néanmoins guéri.

G. — Restauration, après résection, par opérations plastiques

Obs. 118. — *Greffe pour la restauration de la partie périnéale de l'urèthre.* — Meusel. *Berlin. klin. Woch.*, 1888, n° 29. — Enfant de 8 ans ; chute à califourchon ; sonde à demeure. Guérison. Quelques semaines plus tard, rétrécissement et uréthrotomie externe. Quelques mois plus tard, récidive et fistule. Meusel excisa la masse cicatricielle et devant l'impossibilité de suturer les deux bouts, interposa entre eux une gouttière épidermique formée par le feuillet interne du prépuce disséqué. Quatre points de suture au catgut fixèrent cette greffe. Guérison.

Obs. 119. — *Rétrécissement traumatique. Excision. Greffe muqueuse. Guérison.* — Woefler. *Archiv. für klin. Chir.*, 1888, p. 717. — J..., entré le 2 mai 1887. En 1889, chute sur le périnée. Quelque temps après, symptômes de rétrécissement, et en 1882, premier abcès périnéal resté fistuleux. Depuis, les abcès et les fistules se sont multipliés : actuellement, il en existe plusieurs au périnée, une à la racine du pénis, une au niveau de l'arcade crurale ; le rétrécissement est franchissable.

Le 13 mai, incision de la fistule avec excision du calus ; l'urèthre est également réséqué sur une longueur de cinq centimètres. 13 jours plus tard, on met une sonde à demeure et on transplante un lambeau de muqueuse prise sur un utérus prolabé ; pansement habituel.

Le 1er juin, on regarde la plaie et on trouve un enduit blanchâtre qui se continue avec les surfaces bourgeonnantes. Le 17, deuxième transplantation. Le 14 août, troisième transplantation pour oblitérer une fistule persistante, et le 5 octobre, le malade sort, émettant la majeure partie de ses urines par le méat.

Il se représente le 9 février 1888 ; l'urèthre est franchissable pour les plus gros calibres. Il existe encore un tout petit orifice qui se bouche rapidement après quelques attouchements au nitrate d'argent.

Obs. 120. — *Rétrécissement traumatique. Excision. Greffe muqueuse. Guérison.* — Woefler. *Loc. cit.* — H..., 47 ans, atteint depuis deux ans de rétrécissement traumatique ; a été déjà soigné en 1886 par la dilatation sans résultat durable. Il entre à l'hôpital le 4 juillet 1887, souffrant depuis 6 semaines d'incontinence et de rétention incomplète. A la partie profonde du périnée, on sent à travers les téguments un noyau dur au niveau duquel toutes les bougies sont arrêtées.

Le 25 juillet, uréthrotomie externe et excision du noyau cicatriciel ; les deux bouts de l'urèthre ne peuvent être rapprochés que par leur paroi supérieure et sont réunis en ce point par 3 sutures ; au niveau de la paroi inférieure, ils sont distants d'un demi-centimètre. Sonde à demeure. La plaie bourgeonnant bien, le 2 août transplantation de lambeaux de muqueuse détachés d'un utérus prolabé.

Pas de points de suture, simple pansement légèrement compressif avec de la gaze iodoformée.

Le 8, la surface de la plaie est recouverte d'une mince pellicule blanchâtre à travers laquelle on voit la sonde, et quatre jours après il est aisé de s'apercevoir que la transplantation a fort bien réussi.

Le 16, la plaie est fermée, sauf une petite fistule par laquelle s'échappe une certaine quantité d'urine.

28 octobre. L'urèthre est perméable pour les gros cathéters ; à peine trouve-t-on une fistulette. La majeure partie des urines sort par la verge.

Ce malade fut revu 8 mois plus tard, même résultat que le premier. Sonde n° 20.

Obs. 121. — *Résection de l'urèthre. Transplantation de muqueuse. Mort.* — Woefleu, *loc. cit.* — Homme de 52 ans, entré le 20 décembre 1886. Rétrécissement infranchissable datant de 6 ans ; er '885 et 1886 plusieurs abcès au périnée suivis de fistules.

28 décembre. Uréthrotomie externe ; l'urèthre est emprisonné dans une masse calleuse du volume du poing d'un enfant qui est réséquée dans une étendue de quatre centimètres ; une partie du canal est aussi réséquée et la plaie est telle que 3 éponges ordinaires peuvent y entrer. On essaie de rapprocher les deux bouts en janvier, février et mars 1887.

En avril, mai et juin, tentatives de transplantation sans résultat : la fistule reste largement perméable.

Le 16 août il entre à nouveau ; on excise les masses cicatricielles et on trouve les bouts de l'urèthre distants de deux centimètres.

Le 21, première transplantation avec un lambeau de la muqueuse vaginale d'une chienne.

Le 28, deuxième transplantation pour fermer une petite fistule persistante. Le 18 novembre, l'urèthre est perméable pour les gros cathéters, mais il sort encore pendant quelque temps une certaine quantité d'urine.

Le 1er janvier 1888, l'état général devint franchement mauvais, et le malade mourut le 14 (6 mois après l'opération). A l'autopsie on trouva des lésions cardio-pulmonaires étendues et de date ancienne.

Au sujet du canal il existe deux assertions différentes, l'article original porte que la cicatrice s'est rétractée ; au contraire, dans un article de Keyes (*Medical Record*, 25 mai 1889) il est dit que, bien qu'ayant un peu perdu de son calibre (bougie 20), la continuité du canal était parfaitement rétablie et que l'on ne pouvait exactement déterminer les limites de l'ancienne et de la nouvelle muqueuse.

Obs. 122. — *Excision d'un rétrécissement et uréthroplastie.* — Keyes. *Journal of cutaneous and veneral diseases.* New-York, 1891, p. 404. — Homme de 60 ans ; à la suite d'une chute à califourchon il avait eu le cortège des accidents habituels ; rétention, abcès, infiltration, pour lesquels ils avait subi une incision périnéale qui était restée fistuleuse. J'ouvris de nouveau le périnée sur un petit conducteur et je trouvai une portion sténosée du calibre d'un tuyau de plume et d'une longueur de 1 pouce 1/2. Sa rétractilité était telle qu'incisée sur toute sa longueur elle revenait immédiatement sur elle-même. Un instant je songeai, vu l'âge du malade, à m'en tenir à cette uréthrotomie externe et à la dilatation. Néanmoins j'excisai alors le rétrécissement aussi soigneusement que possible en même temps que les tissus morbides et les trajets fistuleux. Un lambeau du feuillet interne du prépuce fut alors disséqué, lavé et appliqué sur la brèche faite au périnée.

Ce lambeau fut fixé par 4 points de catgut à la muqueuse du segment antérieur de l'uréthre, mais il ne fut pas possible de le suturer au bout postérieur tant celui-ci était éloigné : je me contentai de quelques points latéraux et après avoir mis une sonde rouge à demeure j'appliquai simplement de la gaze imbibée de vaseline iodoformée.

Le 5e jour le lambeau était vivant, de couleur rosée et adhérait partout si ce n'est en avant. Néanmoins la guérison marcha régulièrement et au bout de 5 semaines la plaie périnéale était complètement fermée.

Trois mois plus tard je passai un cathéter métallique : celui-ci franchit toute la longueur du canal, mais non sans avoir heurté deux obstacles correspondant aux deux extrémités de la greffe muqueuse. Les fonctions physiologiques s'exécutaient avec la plus parfaite régularité et jamais le malade ne s'était trouvé en si bon état.

Le 10 septembre 1891 : la guérison se maintient, le canal admet un cathéter n° 21.

OBS. 123. — EARLE, in VOILLEMIER. *Maladies de l'uréthre.* Paris, 1868, p. 436. — J. W...ent un abcès urineux consécutif à un rétrécissement traumatique. A son entrée, il ne restait plus vestige du canal dans la partie qui avait été le siége de l'eschare gangréneuse. Longue bande cicatricielle aux extrémités de laquelle on apercevait les deux bouts de l'uréthre; sperme et urine passaient en totalité par cette voie. Earle enleva les téguments du côté gauche de la cicatrice dans un espace de 4 centimètres de long, sur 1 de large. Cette brèche était destinée à recevoir le lambeau de peau qu'il voulait détacher du côté opposé ; il excisa également les deux masses calleuses qui obstruaient les bouts de l'uréthre. Il disséqua ensuite un lambeau de 4 centim. de long sur 2 de large aux dépens des téguments du côté droit du périnée, mit les bords saignants de ce lambeau en contact avec l'incision du côté gauche et les maintint par deux points de suture. Cette première tentative ne réussit qu'en partie, il fallut pratiquer deux opérations complémentaires et deux ans après, le malade était complètement guéri.

OBS. 124. — *Autoplastie pratiquée avec succès dans un cas de fistule uréthrale.* — JOBERT DE LAMBALLE. *Archives de médecine*, 1846, t. X, p. 485. — H..., 36 ans, porte dans le périnée, immédiatement en arrière de la racine des bourses, une fistule uréthrale. On ne trouve comme antécédent pathologique qu'une paraplégie avec dysurie ayant nécessité une sonde à demeure.

Deux ans après, la fistule ne se fermant pas, le malade entrait à l'hôpital

— 115 —

St-Louis. Jobert ébarba avec soin les bords calleux et indurés de la fistule et tailla sur la face antérieure du scrotum un large lambeau quadrangulaire à bord inférieur qu'il transporta par glissement au-devant du trajet fistuleux avivé et qu'il fixa par 6 points de suture entrecoupée. Sonde à demeure. Le lambeau se réunit par première intention sur toute son étendue, sauf en un point très limité où il s'établit un peu de suppuration et où il fallut un nouveau point de suture qui manqua. Une 3e tentative réussit, il passa bien quelques gouttelettes d'urine par la fistule, mais guérison radicale en dernier lieu.

Obs. 125. —*Rétrécissement traumatique, fistule périnéale. Oblitération par autoplastie.* — JOBERT. *Traité de chirurgie plastique* p. 215. — Homme de 55 ans ; à la suite d'une contusion du périnée, abcès incisé et resté fistuleux. Il entra à l'hôpital avec 3 fistules périnéales par lesquelles s'écoulait l'urine. On essaya d'abord de la dilatation qui amena la fermeture de deux de ces fistules, mais la 3e ne guérissant pas, Jobert eut recours à une opération plastique. Après introduction d'une sonde à demeure, l'orifice fut circonscrit par deux incisions courbes, longues de 8 centimètres et distantes de 4. Excision du tissu cicatriciel et avivement ; taille d'un lambeau pris au voisinage du scrotum qui fut disséqué et appliqué sur la perte de substance. Incision libératrice pour éviter toute traction.

Plusieurs mois après, la fistule qui était fermée s'ouvrit à nouveau. Nouvel avivement et nouvelle suture continue.

La fistule se ferme, pour s'ouvrir à nouveau, mais cette fois ne communique plus avec l'urèthre.

Obs. 126. — *Rétrécissement de l'urèthre, fistules périnéales. Oblitération par autoplastie. Guérison.* — MAAS, in KATZENELLENBOGEN. Inaugural dissertation, Königsberg, 1886, p. 57. — Un jeune homme de 24 ans avait déjà été soigné en janvier 1880 par la dilatation à la clinique de Heidelberg, il était sorti en février passant les plus grosses bougies.

État à l'entrée : En arrière de la portion moyenne de l'urèthre, on voit une induration de 1 centim. 1/2 de longueur, dont il est impossible de retrouver l'étiologie.

5 mars 1880. Uréthrotomie externe ; section du rétrécissement sur toute son étendue ; cathéter élastique n° 12 qui entre facilement dans la vessie, mais la cicatrisation ne se fait pas, la muqueuse uréthrale paraît accolée à la peau et le 20 mai on entreprend une opération plastique.

Les portions indurées sont circonscrites par deux incisions semi-elliptiques et abrasées avec soin. Puis des deux côtés de cette perte de substance, on disséqua, selon le procédé de Dieffenbach, deux lambeaux adossés l'un à l'autre par leur face cruentée et fixés par une suture en capiton. Sonde à demeure.

Pas de réaction ; quelques points de suture lâchèrent, les autres furent enlevés le 4 juin. L'un de ces fils laissa une fistulette qui guérit rapidement sous l'influence des cautérisations. En définitive, oblitération totale et miction facile.

Obs. 127. — *Traitement des fistules périnéales par autoplastie.* — M. Burney. *Annals of Surgery*, 1886, t. IV, p. 463. — Un homme de 28 ans portait au périnée une vieille fistule urinaire : l'auteur lui appliqua le procédé de Szymanowski, imaginé pour les fistules péniennes. Après avoir par la dilatation et l'uréthrotomie interne rendu son calibre au canal, il fit l'opération suivante : incision longitudinale médiane dont le milieu correspond à la fistule ; à droite la peau est détachée par dissection des parties profondes de manière à former un véritable cul-de-sac. A gauche une incision curviligne circonscrit un lambeau semi-ovalaire qui est détaché par dissection de dehors en dedans. Ce lambeau est ensuite retourné sur lui-même de telle sorte que sa face épidermique regarde la fistule, insinué sous la peau du côté droit et fixé au fond de cette cavité par quelques points de suture au catgut. Enfin la peau du côté droit est attirée vers la gauche, recouvre la perte de substance occasionnée par la taille du lambeau et fixée en cette position. Chez ce premier malade, sonde à demeure dans la vessie à travers la paroi rectale, mais elle ne fut pas tolérée. Dans une miction involontaire, l'urine fut expulsée avec force et désunit la suture ; échec complet.

Obs. 128. — Mc Burney. *Loc. cit.* — Homme de 45 ans ayant subi l'uréthrotomie externe pour rétrécissement ; abcès périnéal 7 ans plus tard. La fistule persistant, au bout de 17 mois nouvelle uréthrotomie interne et externe ; le résultat restant négatif, opération de Szymanowski qui échoua probablement à cause d'un calcul qui fut broyé par la boutonnière périnéale. La cystite guérie, deuxième opération autoplastique qui amena la guérison en 34 jours.

Obs. 129. — Mc Burney. *Loc. cit.* — Homme, 47 ans, énorme infiltration d'urine consécutive à un vieux rétrécissement. Malgré la dilatation et l'uréthrotomie interne, la fistule persistant, au bout de 6 mois, opération de Szymanowski. 19 jours après, guérison complète.

Obs. 130. — Mc Burney. *Loc. cit.* — Homme, 39 ans. Chute sur le périnée, rupture de l'urèthre : abcès urineux et infiltration d'urine ouvert le 6e jour. Trois mois plus tard, malgré tous les traitements la fistule ne se fermant pas, l'auteur pratiqua l'autoplastie suivant le procédé habituel. Guérison complète 13 jours après.

Obs. 131. — Mc Burney. *Loc. cit.* — Homme de 28 ans, abcès du périnée et fistule consécutive datant de 6 mois. Mêmes précautions et même manuel opératoire. Guérison complète en 16 jours.

Obs. 132. — Mc Burney. *Loc. cit.* — H..., 37 ans. Vieille fistule à la suite de taille périnéale. L'opération fut pratiquée comme plus haut par le procédé de Szymanowski. Le 8e jour, quelques gouttes d'urine passèrent par la plaie opératoire, mais au bout du 3e mois la guérison était complète et le canal admettait une bougie n° 29.

Obs. 133. — *Uréthroplastie.* — Ruuston Parker. *Liverpool medical chirurgical Journal,* 1888, p. 515. — Un homme de 29 ans portait au périnée une perte de substance de 2 pouces de long consécutive à une infiltration d'urine. L'opération consista à tailler de chaque côté de la brèche deux lambeaux rectangulaires cutanés, l'un gauche, large d'un pouce, l'autre droit, très étroit : tous les deux adhéraient par leur bord interne. Le lambeau gauche fut éversé sur lui-même de telle sorte que sa face épidermique regardât en dedans ; son bord libre fut suturé par de nombreux points de catgut au lambicule du côté droit. Tout autour la peau fut disséquée assez loin pour qu'elle pût recouvrir sans tiraillement la face externe de ces deux lambeaux. Elle fut fixée dans cette position par des sutures métalliques. Cathétérisme fréquent, pas de sonde à demeure.

Cette première intervention ne donna qu'un succès relatif, une 2e opération fut nécessaire, neuf mois après, pour obtenir une guérison complète qui ne s'est pas démentie.

Obs. 134. — *Uréthroplastie.* — Ruuston Parker. *Loc. cit.* — L'histoire de ce deuxième malade, âgé de 49 ans, est calquée sur la première. L'opération fut pratiquée suivant le même manuel et fut suivie d'un succès complet.

Obs. 135. — J. Tansini. *Centralbl. für Chirurgie,* 1890, n° 52, p. 1022. — Un paysan de 46 ans, arrive à la suite d'un érysipèle gangréneux avec une destruction du pénis, du scrotum et d'une partie du périnée. Les tentatives de restauration nécessitèrent trois interventions. Dans une première l'auteur restaura les deux extrémités de la demi-gouttière uréthrale dont la moitié antérieure s'abouchait avec ce qui restait de la portion pénienne. La 2e opération consista à tailler un lambeau préanal qui fut rabattu sur le pont postérieur obtenu par la première autoplastie. Il ne restait donc plus qu'une fistule médiane entre les parties restaurées du canal qui fut fermée dans un troisième temps par avivement et suture. Guérison complète.

Un an et demi après, le malade fut revu et on constata qu'il lâchait « un fort jet d'urine en arc et puissant ».

Obs. 136. — *Rétrécissement traumatique. Fistule périnéale. Opération autoplastique. Guérison.* — Rochard. *Société de chirurgie,* 13 décembre 1876. — H..., tombé de 4 mètres de haut sur une corniche en fer. Le lendemain, incision de la collection périnéale ; pas de sonde à demeure, et pendant onze jours on attend l'élimination des eschares. Au fond de la plaie on voit les deux bouts de l'urèthre isolés et cicatrisés séparément.

Deux mois plus tard, opération autoplastique ; sur l'ancienne cicatrice, incision médiane de 4 centim. dont la fistule occupe le centre et à chacune de ses extrémités deux petites incisions légèrement obliques, de telle sorte que l'on avait deux grands lambeaux de forme trapézoïdale et deux petits lambeaux triangulaires. Dissection de ces quatre lambeaux. Les deux grands lambeaux furent affrontés par leur face cruentée et maintenus au contact à l'aide de deux petites plaques de bois percées de trois trous, à travers lesquels on fit passer un fil d'argent et dont les bouts furent tordus. Les deux petits lambeaux triangulaires furent alors appliqués et fixés par deux points de suture comme des opercules, sur les extrémités réunies des deux premières. Sonde à demeure.

Huit jours après, la réunion était parfaite.

Le malade fut revu 5 ans plus tard. Il ne s'est pas sondé et n'a pas de rétrécissement. L'éperon saillant, formé par l'adossement des deux grands lambeaux, s'est effacé et il ne reste plus qu'une cicatrice linéaire.

Obs. 137. — *Rétrécissement traumatique. Fistule périnéale. Opération autoplastique. Insuccès.* — ROCHARD. Loc. cit. — Matelot, qui 8 mois auparavant s'était fait une rupture de l'urèthre en tombant sur le bord d'un canot. Abcès urineux consécutif, et au moment de son entrée, large cicatrice adhérente, criblée d'orifices fistuleux, dont deux plus gros, distants de 15 millim. Débridement de ces deux trajets et excision de la bande cicatricielle intermédiaire. L'opérateur taille ensuite sur les parties latérales deux lambeaux rectangulaires qui sont adossés et suturés l'un à l'autre, et, pour éviter tout tiraillement, pratique de chaque côté deux incisions libératrices ; sonde à demeure.

Absence de réunion. Échec complet, l'urine passe par le périnée comme au premier jour.

Obs. 138. — *Phlegmon périnéal, large perte de substance de l'urèthre. Réparation autoplastique en plusieurs temps.* — ROSENBERGER. XIV *Chirurgen Congress zu Berlin.* — Jeune homme de 26 ans, qui le 28 mai 1884 se fit une rupture de l'urèthre pendant le coït. Pas de symptômes immédiats, mais bientôt œdème du pénis, rétention d'urine et à la suite immense phlegmon gangréneux s'étendant sur le scrotum et jusqu'à l'ombilic. Perte de substance énorme; testicules en partie découverts et urèthre détruit sur une longueur de 3 cent. ; il ne reste qu'une étroite bande de sa paroi supérieure.

L'opération, qui eut à la fois pour but de reconstituer l'urèthre et le scrotum, fut faite en trois temps.

Le 12 juillet, un lambeau, pris sur la cuisse droite, fut presque complètement détaché, renversé sur lui-même et suturé aux deux bords de la bandelette uréthrale qui subsistait. On forma ainsi un canal qui était dans les deux tiers de sa circonférence, tapissé à l'intérieur d'une surface épidermique. La réunion se fit dans les 3/4 inférieurs; le 1/4 supérieur se sphacéla, sans doute à la suite des érections. Pas de sonde à demeure ; vessie simplement évacuée par des cathétérismes répétés.

Le 30 juillet, 2e lambeau pris au niveau du pli génito-crural gauche et rabattu en dedans ; ce lambeau recouvrait en partie le testicule gauche et oblitérait en même temps la fistule formée par le sphacèle du quart antérieur du premier lambeau.

Le 22 août, 3e lambeau de forme quadrilatère détaché de la région inguinale droite. Il fut rabattu sur les deux précédents et permit en même temps d'oblitérer une solution de continuité siégeant à la racine de la verge.

Quelques opérations complémentaires furent nécessaires pour oblitérer la portion pénienne.

Après réunion par première intention, il se forma deux fistules dans lesquelles on constata la présence de poils venant de ce que la peau avait été appliquée sur la solution de continuité par sa surface épidermique.

Ces poils furent arrachés, et la guérison fut complète.

Obs. 139. — *Restauration autoplastique de certains rétrécissements cicatriciels de l'urèthre.* — Delorme. *Gazette des hôpitaux*, 15 juin 1889. — Chez un malade porteur d'un rétrécissement traumatique fort ancien, et auquel on avait déjà appliqué tous les moyens de traitement, M. Delorme a voulu combiner l'uréthrotomie externe et l'autoplastie uréthrale. Après avoir introduit dans l'urèthre un conducteur, l'auteur tailla et disséqua à 1 centim. en avant de l'anus un lambeau rectangulaire de 8 centim. sur 4, dont la base répondait au côté droit du périnée à un travers de doigt de la ligne médiane : puis, uréthrotomie externe sur conducteur. La région membraneuse et une partie de la prostate ayant été incisées et l'hémostase pratiquée, on procéda à l'adaptation du lambeau en repliant, en doublant son extrémité dans l'étendue de 3 centim., de façon à accoler les surfaces épidermiques. Des sutures au catgut (trois de chaque côté) réunirent les bords des parties doublées, de manière à renverser un peu ces bords pour qu'ils se correspondent par leur surface cruentée. Quand on eut obtenu un lambeau formant comme l'extrémité d'un doigt de gant à surface cruentée extérieure, une anse de fil d'argent fut passée à travers l'épaisseur de l'urèthre à la limite antérieure et postérieure de chaque bord uréthral ; cette anse traversait donc chacun des bords antérieur et postérieur du lambeau doublé et chacune des parois de celui-ci était assujettie isolément à une paroi uréthrale. Restait à combler la perte de substance laissée par la dissection ; une incision longitudinale à la limite externe de la surface cruentée de cette perte de substance permit le rapprochement des bords de la peau qui fut suturée au crin de Florence. De même les bords du lambeau replié furent suturés à la peau voisine, et, comme résultat immédiat on obtint un infundibulum placé au-devant de l'anus et séparé de lui par un canal conduisant à travers la partie antérieure de la prostate, jusque dans la vessie ; sonde à demeure.

Tout se passa bien jusqu'au 5e jour : à ce moment le pansement fut souillé d'urine et l'on assista au sphacèle du lambeau qui s'élimina.

Obs. 140 (inédite). — *Rupture de l'urèthre. Phlegmon du périnée. Opérations autoplastiques. Guérison.* — Due à l'obligeance du professeur Guyon. — Un enfant âgé de 12 ans, tombe à califourchon sur l'arête d'un tonneau le 27 septembre 1887. Un médecin appelé à ce moment arrive à introduire dans la vessie un cathéter à demeure. Néanmoins il se produit une tumeur périnéale et une ouverture se fait qui donne issue à du sang et à du pus. M. Guyon voit le malade quelques jours après ; il constate qu'il existe au périnée une perte de substance étendue, et jugeant que le moment n'était pas opportun pour tenter une opération, enlève la sonde et laisse l'enfant pisser par sa fistule. La région

détergée, il fut facile de voir qu'il ne restait plus de l'urèthre qu'une bande de
sa paroi supérieure large de 3 à 4 millim. et reconnaissable aux orifices glandu-
laires.

25 décembre 1887. La fistule se présente sous la forme d'une gouttière longue
de 5 centim. De chaque côté, M. Guyon taille deux lambeaux rectangulaires, qui
sont disséqués de dehors en dedans et dont les bords internes correspondent
aux lèvres de la perte de substance. Ces deux lambeaux sont alors rabattus de
telle sorte que leur face épidermique regarde l'axe du canal et sont suturés l'un
à l'autre par leur bord libre. Un lambeau de peau est pris au voisinage pour les
recouvrir.

Cette première opération ne fut pas couronnée de succès, soit que la cicatrice
fut trop jeune ou la tranche de l'affrontement trop mince. L'enfant continua à
pisser par sa fistule. A plusieurs reprises, M. Guyon excisa quelques masses
cicatricielles et dilata le bout postérieur qui avait une certaine tendance à se
rétrécir.

Une nouvelle opération fut tentée avec l'aide de M. Albarran dans les premiers jours de 1889. M. Guyon appliqua la méthode de M. Théophile Anger
pour le traitement de l'hypospadias. Sur le côté gauche de la gouttière uréthrale,
il tailla un lambeau à peu près carré, de 4 centim. de côté, dont le bord interne
fut laissé adhérent. Ce lambeau fut disséqué de dehors en dedans jusqu'à un
demi-centimètre de la lèvre gauche de la gouttière uréthrale et rabattu ensuite
de telle sorte que sa face épidermique regardât le canal; la face cruentée fut
alors recouverte par un deuxième lambeau pris sur le côté droit, à bord externe
adhérent, qui fut disséqué de dedans en dehors et dont le bord interne libre fut
amené vers la gauche pour recouvrir et la face cruentée du lambeau initial rabattu et la perte de substance causée par la taille de ce lambeau. Par ce procédé
on obtient un lambeau formé de deux lames de peau superposées et dont les
faces cruentées étaient en contact. Suture soignée au catgut.

La réunion ne fut pas totale, le quart postérieur se sphacéla, et il resta une
fistule livrant passage à la majeure partie de l'urine. Pour en obtenir l'occlusion
il paraissait simple d'en aviver les deux bords et de les suturer l'un à l'autre;
mais M. Guyon, craignant de rétrécir encore l'orifice du bout postérieur, pré-
féra recourir à une opération plastique.

En décembre 1890, il tailla immédiatement en avant de l'anus, un lambeau
rectangulaire, à grand diamètre vertical qui fut disséqué d'arrière en avant et
laissé adhérent par son bord antérieur. Ce lambeau fut alors rabattu de bas en
haut et suturé aux bords de la fistule préalablement avivés. Il fut ensuite re-
couvert par deux clapets de peau pris au voisinage.

Ce lambeau trop long se gangréna dans sa partie centrale; mais l'orifice fistuleux était moins large et il restait deux lambicules latéraux qui se cicatrisè-
rent isolément.

Le 26 janvier 1891, M. Guyon aviva ces deux petits lambeaux, les sutura l'un
à l'autre et les recouvrit par un morceau de peau emprunté au voisinage. Cette
fois la réunion fut complète et la fistule complètement fermée.

L'enfant est revu fin août 1891, la guérison ne s'est pas démentie, la miction se fait avec la plus grande facilité. Le seul inconvénient qu'accuse le malade est l'issue de quelques gouttes d'urine par le méat quand il s'assied après avoir pissé. Il évite du reste cet ennui en comprimant très légèrement son périnée au moment de la miction.

II. — SUTURES APRÈS URÉTHROTOMIE EXTERNE

OBS. 141. — *Rétrécissement traumatique, fistules urinaires; uréthro-plastie. Guérison.* — GAILLARD. *Gaz. méd. de Paris*, 1848, p. 813. — Maçon de 30 ans, chute sur le périnée et fistules consécutives situées, l'une en arrière des bourses, les deux autres sur la face interne de la fesse droite : l'urine sort en entier par cette voie et le cathétérisme est impossible.

24 février. Incision périnéale médiane ; masse dure occupant toute la longueur du bulbe. Craignant de s'égarer, le chirurgien introduit l'index gauche dans le rectum et sur ce doigt incise à petits coups la masse dure cartilagineuse, mais ne trouvant toujours pas l'urèthre, se décide à attaquer le canal d'arrière en avant. Il incise alors, col vésical, prostate et sphincter anal de manière à constituer une seule ouverture avec la plaie déjà faite au commencement de l'opération. Sonde de bonne grosseur dans la vessie, deux points de sutures réunissent la partie antérieure de la plaie.

La guérison était complète au bout de 6 mois et ne s'était pas démentie un an après.

OBS. 142. — *Rétrécissement blennorrhagique ; uréthrotomie externe, uréthro-périnéorrhaphie. Guérison.* — POSTEMPSKI. *Gazzetta medica di Roma*, 1886, fasc. 1, p. 5. — F..., 37 ans, a contracté il y a 3 ans une blennorrhagie qui a duré quelques mois et aussitôt après a ressenti les premiers symptômes du rétrécissement. L'examen de l'urèthre montre au niveau de la région bulbaire un obstacle infranchissable pour les plus fins cathéters. Pas d'écoulement, pas de poussée fébrile, simple douleur du périnée à la pression.

3 mars 1885. Uréthrotomie externe ; on fait ensuite la suture du périnée à l'aide de deux plans ; les lèvres de la plaie uréthrale sont exactement réunies à l'aide de points de catgut et la paroi uréthrale se trouve ainsi constituée par le tissu fibreux. Suture du périnée avec des points à la soie, les uns superficiels et les autres profonds. Sonde à demeure.

Le 22 mai 1885, le malade sortait guéri.

OBS. 143. — *Rétrécissement blennorrhagique ; uréthrotomie externe, uréthro-périnéorrhaphie. Guérison.* — POSTEMPSKI. *Loc. cit.* — G..., 40 ans, a eu plusieurs blennorrhagies et depuis 10 ans il souffre de difficultés de la miction. A son entrée, on sent par la palpation au niveau de la portion bulbaire une tumeur du volume d'une aveline faisant corps avec l'urèthre qui donne en avant et en arrière la sensation d'un cordon fibreux ; cathétérisme impossible.

Le 21 novembre 1885. Uréthrotomie externe et sonde à demeure ; suture à étage du périnée comme dans l'observation précédente.

Le 8e jour on change la sonde qu'on enlève le 14e. Le 15e, on enlève les points de suture, la plaie est complètement cicatrisée sauf à la partie médiane où il persiste une petite fistule rapidement fermée.

Le 21 décembre, le malade sort complètement guéri avec un calibre normal.

Obs. 144. — *Rétrécissement blennorrhagique ; uréthrotomie externe, uréthro-périnéorrhaphie. Guérison.* — POSTEMPSKI. *Loc. cit.* — C.., 50 ans, blennorrhagie à l'âge de 25 ans et depuis très longtemps se plaint de difficultés de la miction. Il a été plusieurs fois dilaté sans résultat durable. Rétrécissement infranchissable de la région profonde du périnée. Le 23 novembre 1885, uréthrotomie externe, sonde à demeure et suture à étage du périnée comme précédemment.

Le 5e jour on change la sonde ; le 11 décembre, on enlève les points de suture et le 15 la sonde à demeure.

Le malade sort guéri le 21 décembre passant un n° 13.

Obs. 145. — *Rétrécissement de l'urèthre. Abcès urineux. Uréthrotomie externe, uréthro-périnéorrhaphie. Guérison.* — POSTEMPSKI. *Loc. cit.* — M..., 28 ans, entre avec un rétrécissement ; le 10 novembre on fait l'uréthrotomie externe, la suture à étage du périnée, et on ouvre la collection ischiatique pour ne pas infecter la plaie opératoire.

Le 1er décembre, la plaie est cicatrisée et le 29 décembre le malade urine normalement et passe un n° 9.

Obs. 146. — *Rétrécissement traumatique. Uréthrotomie externe. Uréthro-périnéorrhaphie. Guérison* — POSTEMPSKI. *Loc. cit.* — A. A..., 25 ans, entre à l'hôpital le 28 novembre 1885. Le Dr Giacomo fait le diagnostic de rétrécissement traumatique consécutif à un coup de pied de cheval ; il existe en outre un abcès urineux à droite du raphé périnéal.

Uréthrotomie externe et suture à deux plans, incision et drainage de l'abcès le 16 décembre.

Le 29, la plaie est fermée et on enlève les points de suture.

Au moment de la publication, le malade a encore la sonde à demeure que l'on change tous les 8 jours sans la moindre difficulté.

Obs. 147. — *Rétrécissement blennorrhagique. Uréthrotomie externe. Uréthro-périnéorrhaphie. Guérison.* — PIETRO NERI. Th. Rome, 1887. — G. F..., 37 ans, est atteint d'un rétrécissement blennorrhagique avec troubles fonctionnels accentués ; impossible d'introduire la plus fine bougie dans l'urèthre.

Le 17 mars 1886, uréthrotomie externe et réunion suivant la méthode indiquée plus haut.

Réunion primitive, suppression de la sonde à demeure 15 jours après ; sortie le 21ᵉ jour.

Revu un mois après, guérison complète et calibre maintenu bien que le malade n'ait pas été dilaté depuis sa sortie de l'hôpital.

Obs. 148 (résumée). — *Taille latérale, uréthrotomie et uréthroplastie. Guérison.* — Franc. *Observations sur les rétrécissements de l'urèthre par cause traumatique et leur traitement.* Paris, 1840, p. 95. — A la suite de plusieurs séances de lithotritie, un malade âgé de 26 ans avait conservé dans la courbure de son canal un gros fragment qui paraissait inébranlable. Lallemand pratiqua la taille périnéale latérale et enleva le calcul ; mais il resta une fistule par laquelle l'urine sortait presque en totalité et en avant de laquelle on constata la présence d'un rétrécissement infranchissable. Deux mois plus tard Lallemand incisa de nouveau le canal oblitéré dans l'étendue d'un pouce environ par du tissu fibreux. Sonde à demeure dans la vessie et 8 points de suture sur les téguments et les tissus sous-jacents. La guérison s'effectua, et le malade sortit porteur d'une fistulette purulente mais non urinaire.

Obs. 149. — *Suture transversale de l'urèthre et de la fistule. Guérison.* — Zeiss. *Wiener Mediz. Press,* 1882, p. 1127. — Un jeune homme de 15 ans fait une chute à califourchon sur l'arête d'une porte ; tumeur périnéale, gêne de la miction. Un médecin pratique l'uréthrotomie externe et met une sonde à demeure, mais la fistule ne se ferme pas et la totalité des urines sort par cette voie.

Entrée à l'hôpital deux mois après l'accident : on constate sur le raphé médian, à 2 centimètres de la racine des bourses, une fistule très étroite ; les instruments introduits par le méat sont arrêtés en avant de la fistule. La fistule est alors dilatée à l'aide d'éponges et ensuite à l'aide de sondes de calibre de plus en plus fort. On arrive ainsi à introduire dans la vessie une sonde nº 12. Ce premier résultat obtenu, la fistule est largement incisée jusqu'à l'urèthre ; celui-ci présente en avant de la fistule une partie rétrécie longue de 4 centimètres 1/2 qui est également incisée. Une sonde de Nélaton est mise à demeure dans la vessie d'arrière en avant, les lèvres de l'incision uréthrale sont suturées ; les bords de la fistule sont avivés et suturés de la même manière. La réunion per primam ne fut pas complète ; quelques points cédèrent, mais la guérison n'en fut pas empêchée. Sonde à demeure changée tous les jours ; on passe facilement le nº 12.

Le malade sort complètement guéri, l'urèthre est franchissable pour une sonde nº 12.

Obs. 150. — *Suture de l'urèthre dans le cas d'uréthrotomie externe.* — Marmaduke Shield. *Lancet,* London, 20 octobre 1888, p. 769. — Il s'agit de 3 observations se rapportant à des hommes âgés de plus de 40 ans et atteints de rétrécissements infranchissables probablement d'origine blennorrhagique. L'un était même porteur depuis 3 mois d'une fistule périnéale. La même opération fut pratiquée sur les trois. Introduction d'un cathéter métallique jusqu'au rétrécissement. Incision périnéale médiane, incision de l'urèthre en avant du point rétréci, incision longitudinale de la portion rétrécie et introduction dans la vessie d'une sonde passée dans le bout antérieur et maintenue à demeure. Ensuite, à l'aide d'une aiguille courbe armée de fils de catgut, les bords de l'urèthre furent soigneusement juxtaposés. Une suture métallique réunit les 3/4 antérieurs de la plaie périnéale, le 1/4 postérieur donnant accès à un petit tube à drainage. La réunion fut immédiate chez deux des opérés ; chez le 3e, la plaie laissa pendant quelques jours filtrer un peu d'urine.

Depuis 12 et 18 mois l'urèthre est resté largement perméable.

M. Sheild veut bien nous écrire que depuis, il n'a pas revu deux de ses opérés. Mais chez le 3e qui est un malade de ville, la cicatrisation est restée parfaite et le canal n'a rien perdu de sa largeur.

OBS. 151. — *Rétrécissement infranchissable. Uréthrotomie externe sans conducteur. Uréthro-périnéorrhaphie. Guérison.* — CODIVILLIA. *Loc. cit.* — M. C..., 59 ans, a eu sa première blennorrhagie à 17 ans et quelques années plus tard des troubles assez sévères de la miction. Toutes les tentatives de cathétérisme restent infructueuses. En présence de ces accidents, l'auteur procède le 21 juin 1890 à une uréthrotomie externe sans conducteur. Au préalable il colore fortement le bout antérieur à l'aide d'une solution alcoolique de fuchsine. Incision périnéale et, grâce à ce petit moyen, découverte très facile du bout postérieur : la portion rétrécie qui fut incisée complètement était longue de 25 millim. Sonde à demeure et suture du périnée par 3 plans, deux profonds au catgut, le troisième cutané à la soie.

Au 5e jour, ablation des fils et de la sonde : réunion totale, sauf à l'angle antérieur. Sortie 15 jours plus tard.

OBS. 152. — *Rétrécissement blennorrhagique. Calculs de l'urèthre, uréthrotomie externe, extirpation de 7 calculs, suture primitive de l'urèthre. Guérison.* — KIRMISSON, *loc. cit.* — Homme de 54 ans, atteint d'un vieux rétrécissement blennorrhagique, est soumis à la dilatation. Depuis longtemps on sent avec la sonde des concrétions dans son canal et il a des uréthrorrhagies. La région périnéale forme une saillie bombée au dehors, les pressions exercées en ce point déterminent un bruit de crépitation.

Le 27 septembre 1888, incision médiane de 7 centimètres, incision uréthrale de 1 centim. 1/2 ; extraction de 7 calculs uréthraux. La partie antérieure de l'urèthre est uréthrotomisée avec l'instrument de Civiale et une sonde à demeure passée dans la vessie. Pour obtenir une réunion immédiate de la plaie uréthrale, M. Kirmisson pratique une suture à étages sur l'urèthre et sur le périnée. 6 points de catgut fin réunissent les lèvres de la plaie uréthrale ; un 2e plan réunit par quatre points de suture le bulbe et le bulbo-caverneux ; suture de la peau au crin de Florence ; un petit drain est placé entre ces deux derniers plans.

Le lendemain le pansement était souillé par les selles, c'est sans doute pour cette raison que la suture de la peau ne tint pas ; les sutures profondes restèrent hermétiques. Suppression de la sonde le 22 octobre; bon état fonctionnel.

A la date du 4 janvier 1889, 3 mois plus tard, la guérison ne s'était pas démentie.

Obs. 153. — *Suture de l'urèthre après uréthrotomie externe.* — Le Dentu. *Société de chirurgie.* 27 octobre 1886, p. 775. — H..., 45 ans, a déjà subi l'uréthrotomie externe. Récidive qui est réfractaire à la dilatation. M. Le Dentu refait l'uréthrotomie externe. Le bulbe sclérosé est incisé sans perte de sang et la plaie est si simple que l'opérateur tente la réunion. Sur la sonde métallique, au moyen de fortes aiguilles courbes, il place 4 fils de fort catgut qui embrassent tous les tissus jusqu'au cathéter. La suture porte donc sur la partie bulbeuse de l'urèthre et sur la partie antérieure du périnée.

Réunion primitive sauf en un point fermé quelques jours plus tard.

Obs. 154 (personnelle). — *Rétrécissement blennorrhagique, tumeur urineuse, fistules; uréthrotomie externe. Excision de la tumeur urineuse.* — D..., 60 ans, entré le 24 décembre 1888, salle Civiale.

Ce malade a eu la chaudepisse il y a 20 ans; elle a duré 3 mois. Depuis 4 ans, gêne de la miction suivie d'une infiltration d'urine incisée à l'hôpital St-Louis, mais non drainée. A la suite, on le dilata, mais il partit avec une petite fistule par laquelle sortaient quelques gouttes au moment de la miction.

État à l'entrée : Rétrécissement serré de la portion bulbaire, la majeure partie de l'urine sort par la verge, quelques gouttes seulement passent par la fistule. Cette fistule est entourée d'une tumeur urineuse considérable.

Dans les premiers jours qui ont suivi l'entrée du malade à l'hôpital, la tumeur périnéale a augmenté de volume et est devenue plus rouge et plus douloureuse.

Le 11 janvier 1889, incision sur la ligne médiane d'une tumeur nettement fluctuante; grattage de la cavité, drain de plafond.

A la date du 1er février, la plaie bourgeonne et la majeure partie de l'urine passe par la verge.

Le 7, uréthrotomie interne, puis laissant la sonde à demeure dans le canal, M. Guyon incise la tumeur sur la ligne médiane et recherche la cavité urineuse qui apparaît dans le voisinage de l'urèthre sur la ligne médiane ; elle envoie un vaste prolongement à gauche au-dessous de la vaginale gauche. Excision des bords indurés de la tumeur, grattage des cavités fongueuses et cautérisation superficielle des surfaces malades au thermocautère. Suture des bords de la plaie en laissant un trajet pour introduire au fond de la cavité une mèche de gaze iodoformée. Pansement iodoformé.

Le 11, la réunion se fait, on met un petit drain au niveau de la portion laissée sans suture, que l'on enlève le 2 mars.

Le 30 mars, la dilatation a été poussée jusqu'à la bougie n° 20, le malade sort avec une fistulette insignifiante laissant échapper à peine quelques gouttes d'urine.

Revu le 3 septembre 1891, le malade ne s'est pas fait dilater, petite fistulette en arrière de la racine des bourses, Bougie n° 10.

Obs. 155. — *Rétrécissement traumatique. Uréthrotomie externe. Suture à étage du périnée. Guérison.* (Inédite. Due à l'obligeance de notre ami le Dr GUILLET.) — Charles L..., âgé de 36 ans, entre le 15 décembre 1887, salle Civiale. Chute à califourchon il y a deux mois sur un tonneau, pas d'uréthrorrhagie, mais rétention d'urine qui dure 4 jours, pendant lesquels le malade est sondé et rend une urine sanguinolente. Tuméfaction du périnée qui va augmentant jusqu'au 7e jour, date à laquelle il est incisé. Depuis cette époque le malade urine par sa fistule, et il ne passe rien par la verge.

A son entrée on constata une fistule unique sur la ligne médiane. M. Guyon pratiqua l'uréthrotomie externe le 7 janvier 1888 et fit ensuite une véritable uréthrorraphie. Après avoir placé une sonde à demeure, il réunit au moyen de catgut les parties profondes en un premier plan; un deuxième plan au crin de Florence ferma l'incision cutanée.

La plaie guérit par première intention et trois semaines après la fistule était encore complètement fermée.

Obs. 156 (personnelle). — *Rétrécissement blennorrhagique infranchissable. Uréthrotomie externe sans conducteur. Suture à étage du périnée. Guérison.* — Ernest H..., 50 ans; à 22 ans, fièvre typhoïde et à 35 syphilis. En outre deux blennorrhagies, l'une à 18 ans, accompagnée d'orchi-épididymite double, l'autre à 28 ans qui n'a jamais complètement guéri. Le début du rétrécissement semble remonter à une vingtaine d'années; depuis il se sondait avec une bougie 10 ou 12.

Le 4 avril 1891, il va chez un médecin qui ne peut lui passer une bougie filiforme et qui fait néanmoins un simulacre d'uréthrotomie interne; à la suite de ces manœuvres, hémorragie abondante et frisson violent qui le décide à se présenter à la consultation le 9 avril. Le soir même nous l'explorons, toutes les boules sont arrêtées dans la partie profonde du périnée et au retour donnent la sensation de 3 ressauts dans la traversée de l'urèthre antérieur; la bougie filiforme ne s'engage pas. Les jours suivants on essaie vainement tous les moyens usités pour franchir le rétrécissement. Etat général bon; les reins ne sont pas sensibles, la vessie se vide, les mictions ne sont ni fréquentes ni douloureuses, la prostate n'est pas grosse.

Le 29, le cathéter de Symes est introduit aussi profondément que possible. Incision médiane allant de la racine des bourses à un centimètre de l'anus. En avant du rétrécissement, incision de l'urèthre dont les lèvres sont écartées à l'aide de fils suspenseurs. Incision médiane de la portion rétrécie longue de 12 à 15 millim. La coupe montre alors dans le fond la muqueuse uréthrale et tout autour d'elle une tranche de 5 millim. d'épaisseur d'aspect blanc grisâtre, ne saignant pas et qui n'est autre chose que le bulbe sclérosé. Uréthrotomie interne d'arrière en avant de la portion antérieure; sonde à demeure n° 17.

Des fils de catgut sont alors passés dans le tissu du bulbe sclérosé à 5 millim. des bords de la muqueuse sectionnée, et le nouveau canal est ainsi constitué en haut par la muqueuse uréthrale, en bas par le tissu fibreux bulbaire. L'incision pratiquée sur l'urèthre en avant du rétrécissement est réunie par deux points qui traversent les tuniques de l'urèthre avec la muqueuse. Suture des muscles par 4 points. Suture de l'aponévrose et du tissu cellulaire. Suture de la peau au crin de Florence ; au niveau de l'angle supérieur, on place comme drain une petite mèche de gaze iodoformée qui va jusqu'à l'urèthre. Sonde à demeure.

1er mai, 39°. Le pansement est défait ; on enlève la mèche de gaze iodoformée, et en pressant légèrement d'arrière en avant, on fait sourdre un peu de liquide louche. Lavage de la vessie au nitrate d'argent qui est mal toléré. Le soir encore 39°.

Le lendemain, 2 mai, le malade est apyrétique. La région est souple, il ne s'écoule ni urine ni sérosité à la pression. Légère teinte ictérique des conjonctives.

Le 3. Ictère catarrhal très prononcé, langue sale, soif ardente ; le soir 39°.

Le 4. M. Guyon enlève la sonde et fait un pansement compressif.

Le 5. Le malade prétend qu'à chaque miction il s'est senti mouillé ; les pièces superficielles du pansement ne sont cependant pas traversées. On recommande au malade d'appuyer fortement sur le périnée au moment de chaque miction.

Le 7 mai on enlève les fils, il filtre encore quelques gouttes d'urine par l'angle antérieur de la plaie.

Le 12. La guérison est complète et l'oblitération parfaite.

Le 15. Malgré tous les conseils, le malade veut sortir, et par mesure de précaution on n'explore pas son canal.

Obs. 157. — *Corps étranger de l'urèthre. Boutonnière périnéale. Suture de l'urèthre. Guérison.* — TERRIER. *Société de chirurgie,* 27 septembre 1886, p. 763. — H..., 62 ans, n'ayant pas eu de blennorrhagie, s'introduit dans l'urèthre un lacet de cuir long de 12 centim. environ. A la suite, urines sanguinolentes. Quelques jours plus tard, apparaît au-dessous des bourses une petite grosseur du volume d'une noisette, non douloureuse et sans réaction inflammatoire. Tentative d'extraction suivie d'insuccès ; l'obstacle est à 13 centim. du méat.

23 juin. Incision de 8 centim. sur le raphé périnéal. L'urèthre est également incisé sur un cathéter dans une étendue de 7 à 8 centim. Extraction du corps étranger. Réunion des lèvres de la boutonnière uréthrale par neuf points de catgut qui ne comprennent pas la muqueuse. Pas de suture de la plaie périnéale. Sonde à demeure.

Les jours suivants, il ne s'écoule pas d'urine par la plaie opératoire. La sonde est retirée le dixième jour ; à dater de ce moment, les urines sortent en partie par le périnée, en partie par le méat, la suture ayant lâché au niveau du point altéré par le corps étranger. Guérison complète en quelques jours.

Obs. 158. — *Calcul de la portion scrotale, extraction et suture.* — NIKOLAÏ TEZIAKOFF. *Meditzinskoïe Obozrenie,* no 2 et 3, 1889. — Un enfant de 12 ans accuse depuis longtemps des douleurs pendant la miction et a, depuis 12 mois, une fistule située à 1 centim. à droite de la ligne médiane ; le scrotum est dur, gros, œdématié.

L'urèthre est incisé dans sa traversée scrotale ; on trouve un énorme diverticule se prolongeant jusqu'à la portion membraneuse ; la muqueuse est saine. Le calcul est extrait ; une sonde mise à demeure dans la vessie et la plaie périnéoscrotale suturée.

Réunion par première intention.

Obs. 159. — Étienne. *Annales de la Polyclinique de Toulouse*, juin 1890, p. 45. — Un garçon de 15 ans s'introduit une épingle à cheveux dans l'urèthre, le 3 février 1889. Des tentatives prolongées d'extraction restent infructueuses. Le lendemain, introduction d'une sonde cannelée courbe dans l'urèthre, de façon à faire saillir la paroi uréthrale, au niveau de l'anse de l'aiguille. Incision des téguments sur la ligne médiane. Incision de l'urèthre sur la sonde cannelée et sur une faible étendue. Extraction très facile de l'épingle.

Une sonde en gomme élastique n° 12 est mise à demeure. Lavages antiseptiques ; trois points de suture au catgut, sur l'incision de l'urèthre ; suture des parties superficielles au crin de Florence, pansement de Lister iodoformé.

Le 8. État satisfaisant ; on enlève la sonde. On apprend au malade à se sonder avec une petite sonde en caoutchouc toutes les fois qu'il éprouvera le besoin d'uriner.

Le 11. Le malade urine sans sonde. Le point de suture le plus inférieur ayant coupé les tissus, les deux lèvres de l'incision étaient restées légèrement écartées. On plaça deux points de suture au catgut fort, et cette réunion primitive secondaire réussit parfaitement.

Obs. 160. — *Uréthrotomie externe sans conducteur, pratiquée dans un cas d'aspermatisme consécutif à une déchirure traumatique de l'urèthre*. — Smythe, *New Orleans medical and Surgical Journ.*, mars 1892, p. 648. — Homme de 36 ans ayant subi un traumatisme du périnée en montant à cheval ; uréthrorrhagie, cathétérisme difficile et quelques jours après infiltration d'urine. A la suite pas d'éjaculation.

Incision périnéale médiane en prenant soin de ne pas blesser le bulbe ; tissus durs et lardacés au centre desquels on trouve une cavité à contenu d'aspect laiteux. Sonde n° 18 à demeure ; fermeture de la plaie périnéale à l'aide de fils d'argent.

Ablation des sutures le 7e jour. Réunion totale à l'exception d'un petit orifice fistuleux à l'angle supérieur, fermé quelques jours plus tard à l'aide d'une nouvelle suture.

Obs. 161. — *Rétrécissements blennorrhagiques ; fistule périnéale. Uréthrotomies interne et externe. Suture du canal et du périnée. Guérison* (Inédite, due à l'obligeance de notre ami le Dr Legueu). — L. M..., âgé de 55 ans, entré le 3 mars 1892, à la clinique des voies urinaires de l'hôpital Necker ; a eu sa première chaudepisse il y a 25 ans et depuis cette époque en aurait contracté sept ou huit nouvelles ; la dernière remontant à 16 ans a duré huit mois. Chancre suivi de manifestations cutanées il y a 12 ans.

Depuis 10 ans le malade a des difficultés de miction ; il est contraint de faire des efforts. Il y a 5 ou 6 ans il s'est sondé lui-même, a éprouvé de la résistance et à la suite de cette manœuvre a eu un abcès urineux ouvert spontanément et resté fistuleux.

Le périnée présente, à 1 centim. en dedans de la branche droite de l'ischion, une fistule dont les bords sont indurés et le canal est induré lui-même jusqu'à la base du gland.

Tous les explorateurs sont arrêtés dans la portion périnéale, au retour on sent manifestement un anneau siégeant au niveau de l'angle pénio-scrotal. Une bougie introduite par le méat ressort par la fistule mais ne dépasse pas le rétrécissement périnéal.

17 mars 1892. Débridement du méat ; introduction jusqu'au rétrécissement du cathéter cannelé. Incision périnéale de 8 centim. et ouverture sur le cathéter de la paroi inférieure de l'urèthre dont les lèvres sont traversées par deux fils suspenseurs. Le rétrécissement est alors fendu au bistouri sur la ligne médiane et le bout postérieur rapidement découvert. Le canal antérieur est uréthrotomisé et une sonde n° 17 introduite dans la vessie par le périnée est ramenée d'arrière en avant jusqu'au méat. La fistule est excisée en totalité ainsi que le tissu fibreux dur qui l'enserre. Cinq points de catgut réunissent l'urèthre mais ne passent pas à travers la muqueuse. Un deuxième plan de sutures, formé également de 5 fils, réunit sur la ligne médiane les parties molles du périnée. Un troisième plan est constitué par la peau à l'aide de 6 crins superficiels et 4 profonds qui solidarisent ces divers étages. Pas de drainage.

Les jours suivants la marche est des plus régulières ; le 19 on change la sonde et le 21 on l'enlève définitivement ainsi que les crins profonds.

Le 25, ablation des fils superficiels.

La réunion immédiate fut complète. Le malade sort le 5 avril. Revu le 12 juin (près de 2 mois après l'opération), le périnée est souple et le canal admet le béniqué 48.

OBS. 162. — *Rétrécissement blennorrhagique infranchissable. Uréthrotomie externe sans conducteur. Suture du canal.* (Inédite, prise dans le service de M. le professeur GUYON.) — A. A..., maçon, 51 ans, entre salle Velpeau le 26 avril 1892 ; a eu en 1872 une blennorrhagie. Déjà en 1875 il aurait eu de la difficulté à uriner, de l'incontinence nocturne et des rétentions passagères n'ayant jamais nécessité de cathétérisme. En septembre 1891 un médecin lui proposa une uréthrotomie interne à laquelle il dut renoncer n'ayant pu passer une bougie conductrice.

A l'entrée à l'hôpital on constate un rétrécissement infranchissable pour tout cathéter, siégeant à l'entrée du périnée ; la vessie ne se vide pas, les reins ne sont cependant pas sensibles. Pas de fistules ni de tumeur urineuses. Le dimanche 1er mai le malade est pris de rétention aiguë qui nécessite une ponction de la vessie ; cette ponction est répétée cinq fois dans les 3 jours qui suivent.

4 mai. Sous le chloroforme les tentatives de cathétérisme restent infructueuses : cathéter de Symes introduit jusqu'au rétrécissement. Incision périnéale

N. 9

médiane de 8 centim. empiétant sur le raphé scrotal et dont l'extrémité postérieure s'arrête à 7 centim. de l'anus. L'urèthre est incisé en avant du rétrécissement sur une longueur de 20 millim. et les lèvres de cette boutonnière accrochées à l'aide de deux fils suspenseurs. M. Guyon a d'abord quelque peine à trouver le bout postérieur qui est très élevé, mais il incise très profondément et finit par le découvrir. Une sonde n° 21 est introduite à l'aide de la tige et ramenée ensuite au méat. L'urèthre est alors reconstitué à l'aide des parties molles du périnée par 11 catguts qui accrochent l'urèthre dans la partie antérieure de la suture. Ce plan profond est solidarisé avec le plan cutané dont la réunion est faite par 7 crins profonds et 10 superficiels; pas de drainage.

Le surlendemain le malade a 38°; on défait le pansement sans toucher à la plaie, mais le 7 la peau étant un peu tendue, on enlève les fils profonds et on change la sonde non sans quelques difficultés; elle est de nouveau changée le 12. Le 16 le malade enlève sa sonde et pendant 24 heures pisse naturellement, mais il passe par la plaie une certaine quantité d'urine et de nouveau on remet un cathéter à demeure.

8 juillet. Le malade sort encore porteur d'une petite fistule.

1. — SUTURE IMMÉDIATE DANS LES RUPTURES TRAUMATIQUES

OBS. 163. — *Rupture complète de l'urèthre par coup de pied de cheval. Suture. Guérison.* — BIRKETT. *Lancet*, London, t. II, p. 693, 1868. — Un enfant de 14 ans reçoit un coup de pied de cheval et est amené à Guy's hospital porteur d'une énorme tumeur périnéale. Le cathétérisme est impossible. Le lendemain, large incision d'une poche remplie de sang. A la partie supérieure on trouve l'urèthre complètement divisé en travers et ses deux bouts distants de 1/2 pouce. Le bout inférieur détaché du corps caverneux faisait saillie dans la plaie. On met une sonde à demeure sur laquelle on rapproche les deux segments uréthraux maintenus dans cette situation par une suture au fil de soie passé à la partie médiane de la paroi inférieure. La sonde est laissée à demeure pendant 5 jours, quelques gouttes d'urine suintent par la fistule dans les premiers temps. La guérison s'était maintenue au bout de 3 mois.

OBS. 164. — *Rupture traumatique, abouchement et suture des deux bouts de l'urèthre. Guérison.* — JACKSON. *British med. Journal*, 8 juillet 1882, p. 74. — Un homme de 50 ans était atteint d'une rétention d'urine à la suite d'une rupture traumatique. Toutes les tentatives de cathétérisme ayant échoué, le périnée fut incisé longitudinalement. Après avoir enlevé une masse de caillots sanguins on constata que l'urèthre était non seulement rompu complètement en travers, mais encore que les deux bouts étaient assez éloignés l'un de l'autre. Une sonde en argent fut mise facilement à demeure dans la vessie, et les deux bouts rapprochés avec soin et fixés l'un à l'autre par 3 points de suture.

Sonde à demeure pendant 6 jours, cicatrisation rapide de la plaie qui ne laisse plus passer d'urine. Le canal est large, admet un n° 12 et le malade se sonde facilement lui-même.

Obs. 165. — *Rupture traumatique. Suture du périnée. Guérison.* — L. Championnière, *Société de chirurgie,* 24 juin 1885, p. 430. — H..., fait une chute sur l'arête d'un baquet. Rétention d'urine qui nécessite une ponction hypogastrique. Le lendemain incision périnéale médiane qui permet de découvrir facilement le bout postérieur et de placer une sonde à demeure. Sur cette sonde, suture des parties molles du périnée, mais non de l'urèthre et drain au centre.

Au 8° jour, premier pansement, et au 10° ablation de la sonde. Durant les deux premiers jours, quelques gouttes d'urine passent par la fistule, mais la réunion est bientôt complète.

Dans la séance du 26 octobre 1887, M. Championnière annonce qu'il a revu le malade, soit près de 28 mois après l'intervention, et que la guérison ne s'est pas démentie.

Obs. 166. — *Rupture complète de l'urèthre. Uréthrotomie externe et suture des deux bouts. Opération plastique consécutive.* — Symonds. *British med. Journal,* mai 1885, 12 août 1884. — 11 ans, rétention d'urine depuis la veille à la suite d'une chute à califourchon sur une barre. Ecchymose et œdème du périnée et du scrotum. Chloroformisation et incision périnéale médiane qui conduit dans une cavité énorme contenant du pus mais non de l'urine. Bout antérieur facilement trouvé; bout postérieur perdu dans le corps spongieux et distant de l'autre. Sur une sonde on rapproche les deux bouts d'urèthre qui sont suturés par 4 points de catgut, 2 points de soie sur le corps spongieux (la juxtaposition des deux bouts de l'urèthre n'est pas entièrement possible à la face supérieure). Puis on fait à l'urèthre, derrière la suture, une boutonnière par laquelle on met une sonde à demeure; suture partielle du périnée.

Le 10. On constate que la suture uréthrale est désunie en partie car, sur une longueur de 1/2 pouce, on voit la sonde dan... profondeur. Mais comme l'urine continue à passer par la plaie périnéale, on se... à intervenir de nouveau.

Le 9 août une incision périnéale médiane met ... les bouts de l'urèthre que l'on trouve non seulement séparés, mais encore regarda... l'antérieur en avant, le postérieur en bas et correspondant à l'orifice fistuleux. Dissection de ces deux bouts, avivement et suture de l'un à l'autre en bonne position; peau réunie au fil métallique.

Le 26 août, la plaie était réunie sauf une fistule. Le 13 octobre, sortie; le cathétérisme est encore difficile.

En décembre 1885, on a des nouvelles de l'opéré, il ne passe plus que quelques gouttes d'urine par le périnée. État satisfaisant.

Obs. 167. — *Rupture de l'urèthre. Suture et guérison.* — Wright. *Lancet,* London, 30 avril 1887, p. 877. — Un homme de 54 ans reçoit une violente contusion sur les bourses, les jambes écartées ; on le conduit à l'hôpital porteur d'une large plaie au scrotum à gauche de la ligne médiane ; le cathétérisme est impossible. Une large incision médiane au périnée permet de constater que l'urèthre est complètement rompu en travers, un peu en avant du bulbe ; les bords en sont distants de 1 pouce à 1 pouce 1/2. On parvient aisément à introduire une sonde molle dans la vessie, et les 2 bouts du canal sont facilement juxtaposés à l'aide de 4 fils de catgut. La plaie périnéale est laissée béante. Pendant quelques jours il passa un peu d'urine par la fistule, mais le 4e mois la guérison était complète.

Obs. 169. — *Rupture traumatique de l'urèthre. Uréthrotomie externe et uréthrorrhaphie. Guérison.* — Socin et Hagler. *Loc. cit.* — A..., 30 ans, tombe le 24 novembre 1887, de deux mètres de haut sur le dossier d'un banc. Œdème immédiat du périnée, et ecchymose du scrotum. Rétention d'urine. Échec du cathétérisme. Le lendemain, collection périnéale considérable. La vessie est distendue jusqu'à l'ombilic et le cathétérisme impossible.

Chloroforme. Incision du périnée longue de 8 centim., à partir de la racine des bourses. On tombe immédiatement dans une énorme poche pleine de caillots sanguins. Grâce à un cathéter introduit par le méat, on découvre une rupture totale de l'urèthre, siégeant au milieu de la portion bulbeuse ; les deux muscles bulbo-caverneux sont déchirés. Le bout postérieur facilement trouvé est distant de l'antérieur de 6 centim. Sonde à demeure.

On commence la suture par des fils de soie qui réunissent les deux lèvres de la paroi supérieure et qui sont noués à l'intérieur. La réunion est complète par 5 sutures à la soie nouées à l'extérieur. Suture des muscles bulbo-caverneux par trois points séparés. La plaie périnéale est laissée ouverte et bourrée avec de la gaze iodoformée.

Pas de suites opératoires. Le 28, ablation de la sonde. La miction spontanée n'est pas possible ; cathétérisme facile. Le 30, miction spontanée, rien ne sort par le périnée, mais du 3 au 7 décembre la moitié des urines passe par cette voie.

Le 16 décembre, la plaie est fermée et le canal admet une bougie n° 20.

En février, les cathéters luttent contre un obstacle qui donne la sensation d'un corps étranger. Burckhardt retire un fil à l'aide de l'endoscope.

5 décembre 1888 (un an plus tard) on revoit le malade qui est resté guéri et dont le canal admet une bougie n° 28.

Obs. 170. — *Rupture traumatique de l'urèthre. Uréthrotomie externe. Uréthrorrhaphie. Guérison.* — Socin et Hagler. *Loc. cit.* — V..., 14 ans, tombe à califourchon sur une barre de fer. Immédiatement après, douleur au périnée, uréthrorrhagie, rétention d'urine et cathétérisme impossible. Le soir même, 5 janvier 1888, Socin fait une incision de 4 centim. à partir de la racine des bourses et tombe dans une cavité pleine de caillots. Un cathéter introduit par le méat, permet de constater une rupture totale de l'urèthre dans la portion bulbeuse avec un écartement des deux bouts de 2 centim. Réunion des lèvres de la paroi supérieure par 3 points de suture à la soie qui comprennent la muqueuse ; suture de la paroi inférieure par 4 points à la soie ; suture par 3 points des tissus périuréthraux, sauf à l'angle inférieur de la plaie ; pas de suture du périnée. Sonde à demeure.

Le surlendemain, la sonde à demeure sort ; le soir, miction spontanée. Il ne passe rien par le périnée.

Le 8. Rétention d'urine, cathétérisme facile à la sonde de Nélaton. A partir de ce moment, miction spontanée sans issue d'urine par le périnée.

25 janvier, cicatrisation complète, miction facile. Introduction d'une bougie n° 14 sans douleur ni obstacle. Revu en novembre 1888 (11 mois plus tard), la guérison se maintient.

Obs. 170. — *Violente contusion du périnée et rupture de l'urèthre. Abouchement et suture des deux bouts. Guérison.* — LUDWIG NOVOTOSY. *Allgemeinen Wiener medizinischen Zeitung.* t. XXXV. 1890. — G..., 30 ans, est atteint de rétention d'urine à la suite d'un accident de voiture. 24 heures après, le scrotum a le volume d'une tête de fœtus. Le périnée est œdématié et douloureux à la pression. Au toucher rectal on constate que la paroi antérieure est fortement saillante et que la vessie est considérablement distendue. Une sonde de Nélaton, introduite dans la vessie, donne issue à du sang et à de l'urine ; mais l'œdème continuant, sur les conseils du professeur von Antal, l'auteur décide une intervention.

Incision périnéale qui donne issue à une grande quantité de sang et d'urine qui permet de constater une rupture transversale de l'urèthre dont les deux bouts sont distants de 1 centim. 1/2. Abouchement et suture. Sonde à demeure. Pas de réunion de la plaie périnéale.

Suites opératoires des plus simples.

Cathéter enlevé le 4e jour. A partir de ce moment jusqu'au 16e jour, il passe un peu d'urine par la plaie ; mais à cette date la guérison est complète et le malade sort guéri avec un canal qui admet une bougie n° 26.

Obs. 171. — *Suture immédiate de l'urèthre dans un cas de rupture traumatique.* — PAOLI ENASME. *Annales des maladies des organes génito-urinaires*, 1888. — Homme de 38 ans, entre le 24 janvier 1888. La veille il était tombé à califourchon sur l'arête d'un tonneau. Uréthrorrhagie immédiate peu grave ; rétention d'urine presque complète. Le scrotum était bleuâtre et légèrement tuméfié dans toute son étendue, ainsi que le périnée. Cathétérisme impossible.

Incision médiane du périnée qui tombe dans une cavité remplie de caillots et d'urine, s'enfonçant jusque sous la symphyse pubienne sur le côté droit de l'urèthre. Ne pouvant encore découvrir le point déchiré de l'urèthre, on ouvre celui-ci et on trouve une division complète du canal ayant une direction transversale à bords nets qui se rapprochaient de ceux d'une simple incision ; le bout postérieur portant une section nette. Les deux bouts sont mis facilement au contact bien que séparés par une distance de 12 à 15 millim. Sonde rouge.

Suture au catgut de la solution de continuité de l'urèthre sans traverser la muqueuse ; juxtaposition très exacte. La suture achevée, le cathéter se mouvait facilement dans l'intérieur du canal. Par d'autres points, suture des transverses et des bulbo-caverneux ; suture très lâche de la peau. Sonde à demeure.

Le lendemain il ne passe pas d'urine par la plaie, 38°,5. Au 3° jour, apyrexie, on change la sonde ; quelques gouttes d'urine sont sorties par le périnée. Au 5° jour, uréthrite muqueuse assez abondante. La guérison est complète le 25° jour ; béniqué 23.

Obs. 172. — *Rupture traumatique de l'urèthre, suture primitive du canal. Guérison.* — Cauchois. *Annales des maladies des organes génito-urinaires*, 1888, p. 682. — Garçon de 13 ans, qui 4 heures avant s'était contusionné le périnée en tombant sur une branche d'arbre. Ecchymose et gonflement du périnée et des bourses ; suintement sanguin par le méat. 24 heures après, le gonflement augmente. Rétention complète, vessie à l'ombilic.

Opération 24 heures après. Incision médiane du foyer que l'on déterge. Bout postérieur trouvé facilement. Sonde de Nélaton n° 12 passée du méat dans la vessie. Les 2 bouts de l'urèthre rompus sont rapprochés par deux points de suture au catgut. Pas de suture au périnée.

Au 3° jour, sonde changée facilement ; au bout du 4° jour, la sonde est enlevée, n'étant plus tolérée ; un peu d'urine a passé par la plaie.

Cicatrisation rapide. Le 30° jour on passe une bougie molle n° 17. L'opéré dit que le jet est plus volumineux qu'avant l'opération.

Obs. 173. — *Rupture de l'urèthre. Suture.* — Woollcombe. *Lancet,* London, 10 novembre 1888, p. 913. — Un gymnaste de 24 ans fait une chute à califourchon sur une barre fixe. Il se déclara une uréthrorrhagie abondante que n'arrêta pas une sonde à demeure. Incision du périnée sur une longueur de 1 pouce 1/2, et de la paroi inférieure de l'urèthre. Au voisinage du bulbe, on trouva une cavité remplie de caillots et deux petites artérioles qui donnaient du sang. Un premier plan de suture au catgut rapprocha les bords de l'urèthre en étreignant les vaisseaux. Suture superficielle au fil d'argent.

La sonde resta en place 10 jours ; quand elle fut retirée, quelques gouttes d'urine filtrèrent, mais moins d'un mois après l'accident, la guérison était complète.

Obs. 174. — *Déchirure étendue du périnée avec rupture complète de l'urèthre.* — Garrard. *Medical Press*, 25 avril 1888, p. 430. — Un mineur de 36 ans, tombe à califourchon sur une armature en fer ; il se fait une plaie du périnée très profonde, étendue de la racine des bourses à l'anus et intéressant même le sphincter externe. Au fond de la plaie, l'urèthre est complètement rompu transversalement et les deux bouts sont séparés par un intervalle de deux pouces.

Une sonde molle est d'abord passée dans l'urèthre antérieur et sans trop de difficulté conduite dans la vessie, les deux tronçons du canal sont rapprochés et fixés à l'aide de fil de soie, et le périnée suturé.

Le lendemain, réaction très légère qui nécessite l'ablation de quelques sutures.

Pendant 6 semaines l'urine passe en petite quantité par la fistule. Mais au bout de 5 mois le malade était en parfait état.

Obs. 175. — *Rupture traumatique; sutures profondes uréthrales et juxta-uréthrales. Guérison.* — FONTAN, in GAUJON, thèse Montpellier, 1891, p. 31. — C..., 65 ans, arrive avec une uréthrorrhagie et une rétention d'urine consécutives à une chute à califourchon. Le lendemain, incision périnéale qui montre une rupture complète de l'uréthre dans la région bulbaire, mais on ne peut trouver le bout postérieur et ce n'est que le surlendemain que l'on arrive à placer une sonde dans la vessie. Avec du catgut fin on pratique 4 points de suture perdus sur les débris du canal et les parties les plus voisines de la sonde de façon à enfermer celle-ci dans le fourreau qui représente le canal. Quelques points de suture profonde séparés réunissent les débris des muscles et de l'aponévrose. Enfin la peau est suturée à la soie phéniquée.

La réunion ne fut pas totale, néanmoins un mois après la guérison était complète, lorsque le malade fut frappé d'une hémiplégie qui l'enleva au bout de dix jours.

Obs. 176. — *Rupture traumatique. Uréthrotomie suivie de suture. Guérison rapide.* — TÉDENAT, in VIEU, Th. Montpellier, 1891, p. 101. — C..., 23 ans, reçoit en arrière des bourses un coup de pied qui est suivi d'uréthrorrhagie légère et de gonflement du périnée. Le lendemain M. Tédenat pratique une uréthrotomie externe sans conducteur et constate en arrière du bulbe une déchirure très peu étendue de l'uréthre; sonde à demeure. Trois points de suture au catgut comprennent les tissus péri-uréthraux et 4 points réunissent les ligaments; petit drain.

Réunion primitive et 20 jours après guérison complète. Bougie 24.

Obs. 177. — *Rupture traumatique avec plaie du périnée. Uréthrotomie externe. Suture juxta-uréthrale. Guérison.* — GAUJON. Th. Montpellier, 1891, page 53. — S..., 33 ans, a fait la veille une chute à califourchon, hémorrhagie abondante provenant non du méat mais d'une plaie de 15 millim. siégeant à la partie postérieure des bourses; 48 heures après en présence de l'échec de toute tentative de cathétérisme M. le professeur agrégé Estor pratique l'uréthrotomie externe et tombe dans une vaste cavité anfractueuse et déchiquetée.

L'étendue des lésions est telle qu'il faut renoncer à faire la suture de l'uréthre, on met une sonde à demeure et on pratique un premier plan de sutures à la soie comprenant les tissus juxta-uréthraux; un second plan superficiel ferme la plaie cutanée; entre les deux plans de suture petit drain à l'angle inférieur. A la suite la réunion ne fut pas totale, il passa un peu d'urine par la plaie; ablation de la sonde à demeure le 4e jour ; on commença la dilatation dès le 6e, et le 7 septembre le malade sortit avec un périnée fermé.

Revu le 4 mai 1891 (9 mois plus tard), guérison maintenue ; béniqué 48.

A la date du 23 juin 1892, M. Estor veut bien nous écrire qu'il a revu tout dernièrement son opéré qui est resté complètement guéri, 22 mois par conséquent après l'opération.

Obs. 178. — *Suture de l'uréthre.* — Delorme. *Congrès français de chirurgie*, 1892. — Un soldat fait une chute à califourchon : à la suite il n'a pas d'hématurie ni de rétention ; mais 48 heures après on fut obligé de le sonder deux fois par jour et, au bout d'une semaine, il se déclara un phlegmon urineux pour lequel on pratiqua une uréthrotomie externe. Au fond du foyer on trouva une rupture complète du bulbe avec rupture partielle de l'uréthre : tentative de suture et sonde à demeure. Cet essai de suture échoua et au fond de la plaie l'uréthre apparut dans l'état classique de la rupture incomplète ; après curettage du foyer, nouvelle suture de l'uréthre et sonde à demeure pendant 10 jours. Il resta une fistulette par laquelle M. Delorme fit secondairement l'extraction des fils et bientôt la cicatrisation fut complète. Au bout d'un mois cathétérisme avec les béniqués. Il y a aujourd'hui 7 mois, et il n'y a pas trace de rétrécissement.

Obs. 179. — *Rupture de l'uréthre; suture immédiate.* — Gilbert Barling. *Birmingham medical Review*, décembre 1891, p. 321. — Homme de 49 ans, entre le 24 juillet 1890 avec une fracture du pubis ; uréthrorrhagie et cathétérisme impossible. Immédiatement après, incision périnéale médiane qui tombe dans une cavité pleine de caillots : on constate que les désordres sont très étendus. L'uréthre est rompu au niveau de la portion membraneuse et les deux bouts distants de 1 pouce 1/2 sont suturés sur une sonde à demeure à l'aide de quatre catguts fins

Drainage de la cavité.

Au 5e jour on change la sonde en raison d'une uréthrite assez intense : le nouveau cathéter entre très facilement, mais est bientôt retiré à cause d'une pneumonie et l'urine passe par le périnée; mort au 18e jour. A l'autopsie, on trouve les bouts de l'uréthre complètement séparés.

Obs. 180. — *Rupture de l'uréthre; suture immédiate.* — Gilbert Barling. *Birmingham medical Review*, décembre 1891, p. 323. — Le 1er août 1890, un enfant de 9 ans fait une chute à califourchon : tumeur du périnée, uréthrorrhagie et cathétérisme impossible. Incision périnéale immédiate qui permet de constater une rupture incomplète et oblique de l'uréthre; suture par un seul point de catgut. Sonde à demeure ; l'urine passa bien à un certain moment par le périnée mais néanmoins la guérison survint rapidement, il ne persista qu'une légère irrégularité sur la paroi inférieure.

Obs. 181. — *Rupture de l'urèthre; suture immédiate.* — GILBERT DARLING, *Birmingham medical Review*, décembre 1891, p. 324. — Enfant de 10 ans, chute à califourchon; uréthrorrhagie; gonflement du périnée; cathétérisme impossible. Incision périnéale immédiate qui permet de constater une rupture incomplète, les deux bouts restant réunis par un lambeau de muqueuse. Suture par 3 points de catgut. L'urine passa par la fistule et le résultat définitif ne fut pas merveilleux, l'urèthre profond restant irrégulier et la dilatation étant nécessaire.

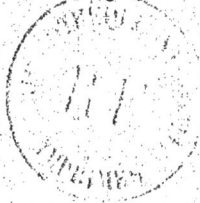

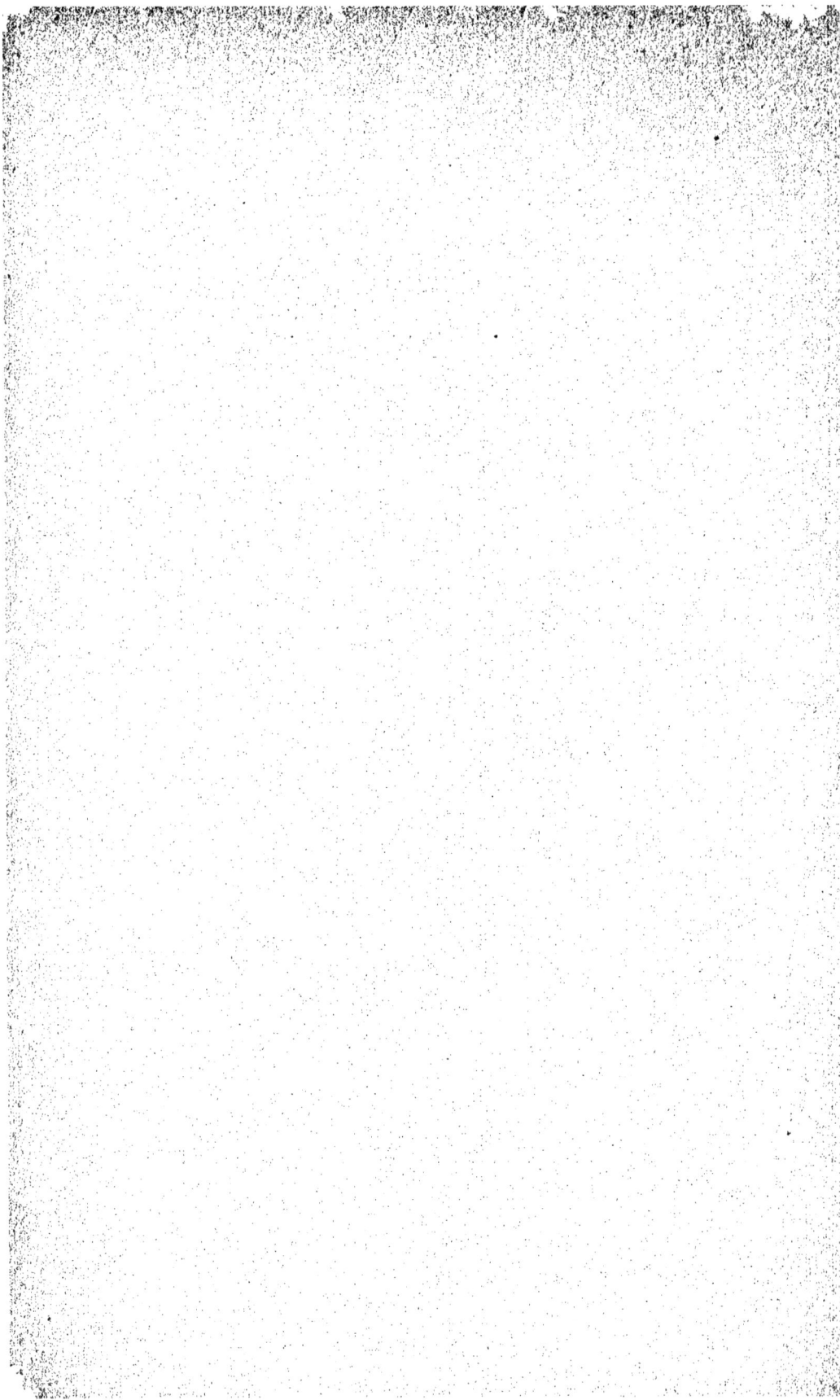

INDEX BIBLIOGRAPHIQUE

Albarran. — *Congrès français de chirurgie*, 1892.

Aschenborn. — *Arch. für klin. Chirur.*, Bd XXV, p. 325.

Barling. — *Birmingham Medical Review*, décembre 1891, p. 321, 323, 324.

Birkett. — *Lancet*, London, 1866, t. II, p. 693.

Bourguet (d'Aix). — De l'uréthrotomie ext. par section collatérale. *Acad. de méd.*, 1861.

Mc Burney. — *Annals of Surgery*, 1886, t. IV, p. 463.

Cacciopoli. – *Incurabile.* Anno V, 1890, Naples.

Calalb. — *Spitalul-Bucuresci*, 1890, X, p. 402.

Cauchois. — *Annal. des mal. des org. génito-urinaires*, 1888, p. 692.

Championnière. — *Société de chirurgie*, 24 juin 1885 et 26 octobre 1887.

Cocteau. — *Fistules uréthrales chez l'homme*, agr. 1869.

Codivillia. — *Bollet. d. scien. medi. di Bologna*, 1890, p. 565.

Delorme. — *Gazette des hôpitaux*, Paris, 1889, p. 619.

— *Congrès français de chirurgie*, 1892.

Durham. — *Medical Times and Gazette*, 15 mars 1873, t. I, p. 272.

Duranton. — *De la suture primitive ou secondaire de l'urèthre*, thèse Montpellier, 1890.

Étienne. — *Annales de la policlinique de Toulouse*, juin 1890, p. 45.

Gaillard. — *Gaz. méd. de Paris*, 1848, p. 813.

Gaujon. — *De la suture de l'urèthre*, thèse Montpellier, 1891.

Guermonprez. — *Gazette des hôpitaux*, Paris, 1886, p. 491.

Guyon. — *Semaine médicale*, avril 1883.

— *Gazette des hôpitaux*, mars et avril 1888.

— *Annales des mal. des org. génito-urinaires*, avril 1889.

— *Mercredi médical*, 1891, p. 633.

— *Congrès français de chirurgie*, 1892.

Hagler. — *Deutsch. Zeit. für Chirurgie*, Bd XXIX, Hft 4.

Hache. — *Annales des mal. des org. génito-urin.*, 1884, p. 356.

Heusner. — *Berlin. klin. Woch.*, 30 mai 1887, nº 22, p. 367.

Horteloup. — *Bull. et mém. de la Soc. de chir.*, 1879, p. 734.

— *Académie de médecine*, 30 septembre 1890.

Jobert de Lamballe. — *Traité de chirurgie plastique*, Paris, 1849, p. 204 et 215.

Katzenellenbogen. — *Inaugural Dissertation*, Königsberg, 1886.

Kaufman. — *Corr. Bl. f. Schweiz. Aerzte*, janvier 1884, XIV, p. 8-16.

Keyes. — *Med. Record*, N.-York, 25 mai 1889, p. 561-564.

— *Jour. Cutan. and genito-urin. Diseases*, N.-York, 1891, IX, p. 401-407.

Kirmisson. — *Bull. et mém. de la Soc. de chirurgie*, 1889, p. 287.

Kœnig. — *Deutsch. Zeit. für Chir.*, Bd XVI, p. 426-429.

Labbé. — *Leçons de clinique chirurgicale*, 1876, p. 19.

Le Dentu. — *Bull. et mém. de la Soc. de chirurgie*, 1886, p. 775.

Mastin. — *Trans. of the American surgical Association*, 1er mai 1886.

Meusel. — *Berl. klin. Woch.*, 1888, n° 29.

Mollière. — *Lyon médical*, 1885.

Monod (Eugène). — *Dictionnaire encyclopédique des sc. médicales*, article Fistules.

Muron. — *Pathogénie de l'infiltration d'urine*, thèse doct. Paris, 1872.

Notta. — *Bull. et mém. de la Société de chirurgie*, 1879, p. 583.

Novotony (Ludwig). — *Centralblatt der Harn und Sexual Organe*, 1890, p. 360.

Parker. — *Liverpool Med. and Surg. Journal*, 1888, VIII, p. 515.

Parizot. — *De l'excision des rétrécissements calleux de l'urèthre suivie de réunion immédiate*, thèse de Lyon, 1884.

Parona. — *Arc. di ortopedia*, Milano, 1888, p. 39-41.

Phélip. — *De l'uréthrotomie externe sans conducteur et de ses indications multiples dans les rétrécissements de l'urèthre*, thèse de Lyon, 1886.

Pintaud-Desallées. — *Société de médecine de Paris*, 14 avril 1888.

Podres. — *St. Petersb. Med. Woch.*, 1884, n. F. I, p. 208.

Poncet. — *Congrès français de chirurgie*, 1888.

Posempski. — *Gazz. Med. di Roma*, 1886, XII, p. 1-7.

Robson. — *British Med. Journal*, mars 1885.

Rochard. — *Bull. et mém. de la Société de chirurgie*, 13 décembre 1876.

Rosenberger. — *Centralblatt für Chirurg.*, 1885, n° 87.

Roser. — *Centralbl. für Chirurg.*, 1884, VIII, p. 17-20.

Sheild. — *Lancet*, London, 20 octobre 1888, p. 760.

Socin. — *Corr. Bl. Schweit. Aertze*, n° 11, p. 309.

Stricker. — *Deutsch. Zeit. für Chir.*, 1881-82, XVI, p. 420.

Symonds. — *British Med. Journal*, mai 1885.

Terrier. — *Bull. et mém. de la Soc. de chirurgie*, 1886, p. 762.

Thiriar. — *La Clinique*, Bruxelles, 1888, t. II, p. 801-805.

Valette. — *Lyon médical*, 1873, n° 15.

Verneuil. — *Chirurgie réparatrice. Mémoires de chirurgie*, t. I, p. 628.

Vieu. — *Les indications et les soins post-opératoires de l'uréthrotomie externe*, thèse Montpellier, 1891.

Voillemier. — *Traité des maladies des voies urinaires*, 1868, p. 436.

Vigneron. — *Annales des maladies des org. génito-urinaires*, août 1891, p. 588.

Wasserman et Hallé. — *Annales des maladies des org. génito-urinaires*, mars et avril 1891, p. 242-295.

Wasserman et Petit. — *Annales des maladies des org. génito-urinaires*, juin 1891, p. 378.

Walker. — *Harper Hospital Bullet.*, Détroit, 1890-91, t. I, p. 33-35.

Wahl (Von). — *St. Petersb. Med. Woch.*, 1889, n. F. VI, p. 413.

Witzel, *in* Eugen Strietholt. — *Inaugural Dissertation*, Munster, 1892.

Woefler. — *Archiv. für klin. Chirurg.*, 1888, t. XXXVII, p. 709.

Voolcombe. — *Lancet*, London, 10 novembre 1888.

Wright. — *Lancet*, London, 1887, t. I, p. 877.

Zeiiss. — *Wien. med. Press.*, 1882, p. 1157.

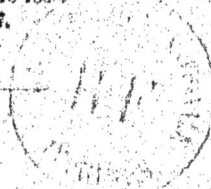

TABLE DES MATIÈRES

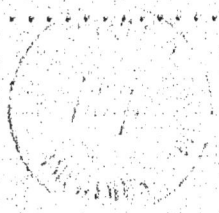

IMPRIMERIE LEMALE ET Cie, HAVRE

A LA MÊME LIBRAIRIE

IMPRIMERIE LEMALE ET Cⁱᵉ, HAVRE

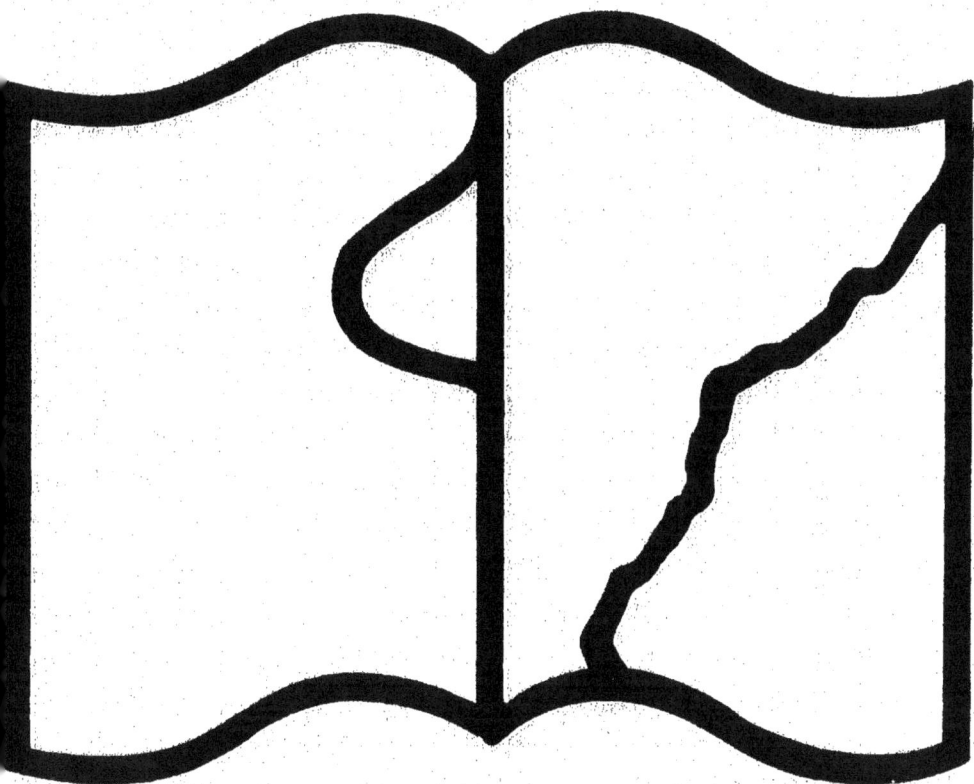

Texte détérioré — reliure défectueuse

NF Z 43-120-11

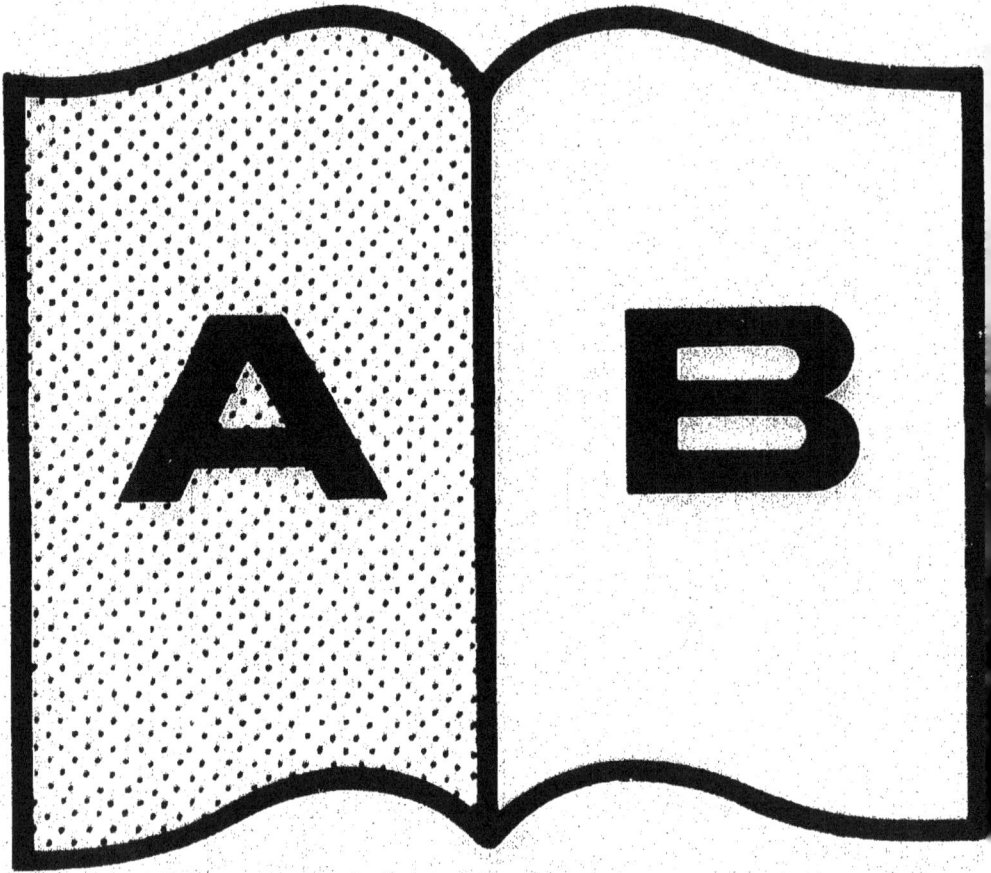

Contraste insuffisant

NF Z 43-120-14

www.ingramcontent.com/pod-product-compliance
Lightning Source LLC
Chambersburg PA
CBHW062002200326
41519CB00017B/4637